FISCHER

Dr. med. Dr. med.
Carola Holzner

KEINE HALBEN SACHEN

Wie die
Notaufnahme
den Blick
aufs Leben verändert

FISCHER

Aus Verantwortung für die Umwelt hat sich der S. Fischer Verlag zu einer nachhaltigen Buchproduktion verpflichtet. Der bewusste Umgang mit unseren Ressourcen, der Schutz unseres Klimas und der Natur gehören zu unseren obersten Unternehmenszielen.

Gemeinsam mit unseren Partnern und Lieferanten setzen wir uns für eine klimaneutrale Buchproduktion ein, die den Erwerb von Klimazertifikaten zur Kompensation des CO_2-Ausstoßes einschließt.

Weitere Informationen finden Sie unter:
www.klimaneutralerverlag.de

Alle Geschichten beruhen auf wahren Begebenheiten. Namen oder Örtlichkeiten sind teilweise geändert, damit sie aus Gründen der ärztlichen Schweigepflicht nicht unmittelbar auf einen konkreten Einsatz schließen lassen. Die Namen der Personen sind frei erfunden, es sei denn, sie haben ausdrücklich ihre Einwilligung gegeben.

MIX
Papier aus verantwortungsvollen Quellen
FSC® C014496
FSC www.fsc.org

Originalausgabe

Erschienen bei FISCHER Taschenbuch
Frankfurt am Main, November 2022

Redaktionelle Mitarbeit: Sabine Jürgens, Berlin

Satz: Fotosatz Amann, Memmingen
Druck und Bindung: GGP Media GmbH, Pößneck
Printed in Germany
ISBN 978-3-596-70827-7

Für Carlotta und Fridolin
Macht keine halben Sachen!

INHALT

All in 9

Ich werde nicht bleiben 17

Wir können ihn ja schlecht an der Raststätte aussetzen 40

Das Wunder von Wittlich (I) 59

Hallo, ich bin ein Notfall! 80

Mathilda 106

Wenn die Hoffnung schwindet 128

Die Angst vor der Angst 148

Auf der Suche nach dem Kick 160

Das Wunder von Wittlich (II) 179

Wenn der Notfall selbst zur Not wird 202

Zu Risiken und Nebenwirkungen fragen Sie
Ihren Arzt oder Apotheker 215

Wie die Sonne durch die Wolken 228

Lebe jetzt 254

Danksagung 264

Quellennachweis 266

ALL IN

Ich wäre echt eine schlechte Pokerspielerin geworden. Zum einen habe ich kein Pokerface, dazu bin ich zu emotional, zum anderen stehe ich zu meinen Entscheidungen. Das hilft natürlich prinzipiell auch beim Pokern, aber ich pokere nicht, ich kann nichts vorspielen. Ich würde beim Pokern ständig *All in* gehen. Und das so, dass man mir trotz Kapuzenpulli und verspiegelter Sonnenbrille sofort ansehen würde, dass ich vielleicht kein *Full House* auf der Hand habe. *All in*, weil ich mich dafür entschieden hätte.

Keine halben Sachen – das ist *All in*. Ganz oder gar nicht. Man setzt alles auf eine Karte. Volles Risiko. Man könnte aber auch sagen, man handelt so, weil man Selbstvertrauen hat und/oder keine Alternative. Denn braucht es immer drei Asse im Ärmel, um hinter einer Entscheidung zu stehen? Braucht es ein Pokerface, ein Netz mit doppeltem Boden und absolute Gewissheit, dass man auf jeden Fall gewinnt? Was ist, wenn man aus dem Bauch heraus entscheiden muss, wissend, dass man keinen Joker mehr hat, keinen, mit dem man alles noch mal im Vier-Augen-Prinzip überprüfen kann? Und vor allem: ohne etwas vorzuspielen.

Keine halben Sachen.

Als Notärztin, ob in der Notaufnahme oder im Rettungsdienst, kann ich mich nicht für »ein bisschen« Leben retten entscheiden. Ich muss bei jedem Fall *All in* gehen. Das heißt oft, blitzschnell Entscheidungen treffen, sich auf sein Können und seine Intuition verlassen. Und ich kann meinen Patientinnen und Patienten gegenüber auch nicht bluffen – wie beim Pokerspiel. Oder würde irgendjemand von uns das wollen?

Ich kann nicht so tun als ob. Ich muss mit dem arbeiten und umgehen, was ich vorfinde. Und in der Regel fehlt mir die Zeit fürs Zocken. Zeit, die nämlich die Patienten nicht haben. Mein Alltag als Notfallmedizinerin sind Fakten, Realität und Wahrheit.

Wahrheit und Realität pokern nicht, sie existieren einfach. Sie gehen immer *All in*. Ohne Rücksicht auf Verluste.

Ich werde in meinem Job ständig mit der Wahrheit, der Realität, den Fakten konfrontiert, und ich kann mich nicht wegducken, die Verantwortung von mir schieben und bitten, dass jemand anderer sie übernimmt. Keine Chance. Und deshalb muss ich auch mit den Konsequenzen leben. Treffe ich eine Entscheidung, bin ich für mein Handeln verantwortlich. So einfach ist das. Das gilt übrigens nicht nur für meinen Job, das gilt auch für mich als private Caro. Und das kann man lernen, ich musste es ja auch.

Als Assistenzärztin lernte ich Werte zu interpretieren. Pragmatisch gesagt: Ist der Blutdruck höher als 140 systolisch, also der obere Wert, hat der Patient Bluthochdruck. Ist die Sauerstoffsättigung niedrig, sollte ich Sauerstoff verabreichen. Hat jemand Schmerzen, gibt's Novalgin oder

Morphin. Wenn es blutet, drück die Wunde ab. Ich lernte also nach Algorithmen.

Wenn du reanimierst, dann drücke kräftig. Fünf bis sechs Zentimeter tief in der Mitte des Brustkorbs auf Höhe der Brustwarzen. Wenn der Patient einen langsamen Herzschlag hat, gibt es Atropin oder Adrenalin. Maximaldosierungen, notwendiges Procedere. Es gibt Sicherheit, wenn du Dinge lernst, abrufen kannst und dabei nicht in Schockstarre verfällst. Prima, dachte ich. Alles kann man lernen. Alles abrufen.

Nur einen wichtigen Faktor hatte ich vergessen: Algorithmen sind gut, solange sie funktionieren. Solange man nicht abweicht. Oder abweichen muss. Oder anfängt selbst zu denken und Dinge zu hinterfragen. Es gibt nämlich immer wieder Situationen, da gibt es gar keinen Algorithmus.

Sobald aus »dem Blutdruck« Herr Maier mit Herzschmerz wird, der gerade seine Frau verloren hat. Aus der schlechten Sättigung ein acht Monate alter Junge, der droht an einer Erdnuss zu ersticken, und aus einer Panikattacke eben die Eltern werden, die sich um ihr Kind sorgen. Wenn aus den Bauchschmerzen eine Blinddarmentzündung einer alleinerziehenden Mutter wird, die nachts um drei Uhr in der Notaufnahme mit ihrem Kind auf dem Arm sitzt, und wieder nach Hause geht, weil sie um ihren Job bangt und niemanden für ihr Kind hat. Ja, die notwendige OP verweigern will, dann kannst und willst du eben nicht mehr nach Schema F vorgehen.

In der Notaufnahme gesellen sich zu den erlernten Algorithmen Wahrheit und Realität. Das hatte mir so keiner erklärt, und damit beschäftigte ich mich erst im Verlauf meiner Ausbildung. Das musste ich lernen, in jeder Situation neu, immer wieder anders. Das berühmt-berüchtigte kalte Wasser. Rein und schwimmen. Selbstsicherheit gewinnen. Hinfallen und wieder aufstehen.

Und zu all diesen Erfahrungen kam im Laufe der Jahre noch etwas: der Blick hinter die Kulissen. Der Perspektivwechsel.

Die Notaufnahme verändert den Blick aufs Leben.

Wenn du zu verstehen beginnst, dass Krankheit oft einen tieferen Grund hat, eine Geschichte. Genauso wie die Patienten, die diese eben mitbringen. Wie ein unsichtbarer, aber ziemlich schwerer Rucksack voll mit Steinen. Eine Last, die auf den ersten Blick nicht wirklich sichtbar ist, einen aber immer weiter runterzieht, bis sie die Kontrolle gewinnt. Und wir alle schleppen einen Rucksack. Er macht nur nicht immer offensichtlich krank.

Das Untergewicht der Bulimikerin liegt medizinisch gesehen am Kaloriendefizit, beim zweiten Blick aber realisiert man, dass es nicht primär darum geht, Gewicht zu verlieren, sondern sie ein Ventil sucht, weil irgendetwas ganz schön »zum Kotzen« ist. Es ist seelischer Schmerz.

Warum macht schlimme Trauer Herzinfarktsymptome und bricht einem nicht nur sprichwörtlich das Herz? Weil das eine die Symptome sind, die Ursache aber ganz woanders liegt.

Daher möchte ich euch in diesem Buch mit hinter die Kulissen nehmen. Lasst uns über den Tellerrand hinausschauen. Wer sind die Menschen, die nachts zu uns kommen, die manchmal mehrfach wöchentlich den Rettungsdienst rufen? Wie leben sie, welche Probleme, Sorgen und Nöte haben sie? Was schleppen sie in ihrem Rucksack mit sich rum? Und bei manchen muss man auch einfach mal fragen dürfen: Wie ticken die eigentlich? Oder tickt da überhaupt noch was?

In der Notfallmedizin beurteilst (be- nicht verurteilst!) und entscheidest du binnen Sekunden. Du hast keine Zeit für das, was dahintersteckt. Musst du in der Akutsituation auch nicht. Aber die Notaufnahme ist eben mehr. Denn die wenigsten Patienten sind tatsächlich lebensbedrohliche Notfälle. Die meisten Patienten und Patientinnen sind nicht kreislaufinstabil, todkrank, Intensivpatienten oder Polytraumata.

Die meisten sind wie du und ich. Auf den ersten Blick normale Menschen, mit durchaus meistens schnell therapierbaren »Wehwehchen«.

Was ist eigentlich normal? Ein Wort, was ich selten so unpassend finde, wie auf den Menschen selbst zutreffend. Wenn ich mal einen Querschnitt durch mein Patientengut ziehe, frage ich mich am Ende eines Dienstes manchmal tatsächlich, ob ich eigentlich »normal« bin. Nein, definitiv nicht.

Bluthochdruck, Diabetes, Alkoholsucht, eine verschleppte Lungenentzündung oder die Pille danach sind genauso normal (oder eben nicht) wie die Helikoptermutter, der gewalttätige Bruder oder der Obdachlose, der eigentlich mal Ingenieur mit einer Villa am Baldeneysee war, bevor er durch persönliche Dramen auf der Straße landete, und nun ab und zu mal vorbeikommt, wenn es kalt wird, um ein warmes Bett zu haben. Bin ich normal, weil ich mehr Zeit meines Lebens in der Klinik als zu Hause verbracht habe?

Was ist eigentlich normal?

In meiner beruflichen Laufbahn habe ich gelernt, den Blick zu öffnen. Hinter den Blutdruck zu schauen. Der ist im Zweifel nämlich das kleinste Problem.

Ich persönlich bezeichne die Notaufnahme als Mikrokosmos. Unsere Patienten und Patientinnen sind eine Art Miniatur-Gesellschaft. Hier treffen Reich und Arm, Jung und Alt, privilegiert und prekär, Arbeiter und Manager aufeinander.

Die Notaufnahme zeigt uns ungeschönt die Wahrheit. Und zwar die eines jeden Einzelnen und die unserer Gesellschaft. Vereinsamung, Rassismus, Armut, Sucht, Depression, Hilf- und Hoffnungslosigkeit. Aber auch Zusammenhalt, Liebe, Familie und Hoffnung. Das alles hoch konzentriert. Gebündelt und meist zeitlich so versetzt, dass wir Veränderungen bewusst wahrnehmen, noch bevor es die Gesellschaft tut.

Die Notaufnahme und der Rettungsdienst haben mich gelehrt, hinter die Fassade zu schauen – und auch mich zu hinterfragen. Sie zeigen dir, was wesentlich, was wichtig ist. Sie haben meinen Blick verändert. Und das tun sie tatsächlich irgendwie immer, jeden Tag aufs Neue.

Und sie werden auch deinen Blick aufs Leben verändern. Da bin ich mir sicher. Wenn du es zulässt. Hier sehen wir die Probleme unserer Gesellschaft in konzentrierter Form. Schonungslos. Ehrlich.

Hier bekommst du die Wahrheit knallhart auf den Tisch und machst dir am Ende Gedanken über Dinge, an die du so niemals gedacht hattest. Weil du gar nicht wusstest, dass es sie gibt.

Aber nur, weil du etwas nicht kennst, heißt das nicht, dass dieses »Etwas« nicht existiert. Wir verschließen oft unsere Augen. Bewusst oder unbewusst. Ich hatte keine Ahnung, was ich mir für Fragen stellen würde. Fragen, die weit über das Medizinische hinausgehen. Und am Ende lande ich doch irgendwie immer bei der einen Frage: Was ist eigentlich mit uns los? Mit jedem Einzelnen, ja, sogar mit uns als Gesellschaft.

Bereit für die Wahrheit? Die gibt's jetzt. Absolut ungeschönt. Denn in der Notaufnahme und im Rettungsdienst gibt's keine halben Sachen. Wir gehen *All in*. Immer.

#MACHTBETROFFEN

ICH WERDE NICHT BLEIBEN

Der Sonntag war verhältnismäßig ruhig. Keine Dramen, alles ziemlich geordnet und keine besonderen Vorkommnisse – sofern es das in der Notaufnahme überhaupt gibt. Brustschmerzen hier, Beinschmerzen da, Brennen beim Wasserlassen. Das Übliche. Um 21.30 Uhr habe ich mich ins Bett verabschiedet, kurz noch in den Tatort reingeschaut und mich dann aber entschieden, dass eine Geschichte ohne Anfang nicht wirklich prickelnd ist und wieder ausgeschaltet. Was nutzt dir der Mörder, wenn du die Tat nicht kennst. Egal.

Jedenfalls habe ich mich gerade in die Krankenhausbettwäsche eingemummelt, und es wird so langsam gemütlich. Wobei ich einmummeln und gemütlich mal kurz beleuchten muss. Das hat jetzt nichts mit heimelig von einer weichen Wolldecke umschlungen mit Kuschelsocken vor dem Kamin liegend zu tun. Krankenhausbettwäsche ist gemangelt und gestärkt. Du kannst sie also hinstellen, ohne dass sie zur Seite kippt. Das Kopfkissen gleicht eher einem Brett, und du musst die Bettdecke zwischen deinen Beinen brechen, um sie in die gewünschte Form zu bringen.

So in etwa. Nichtsdestotrotz habe ich es mir also gerade den Umständen entsprechend eingerichtet und döse langsam warm werdend vor mich hin, als die Schwester anruft. Der RTW würde Bauchschmerzen bringen. Und irgendwas mit Kind. Es sei nicht dramatisch, nur dass ich Bescheid wüsste. Gut. Also nix mit gemütlich gebrochener Bettwäsche und Wärmeerhalt, sondern Neonlicht und klimatisierte Notaufnahme. 19 Grad. Brrr.

Das muss ich hier mal klar und ehrlich sagen: Die Kombination müde und kalt ist wirklich so gar nichts für mich. Und 19 Grad sind für mich ganz nah am Frost.

Ich versuche mir warme Gedanken zu machen, motiviere mich selbst und schlendere den Gang entlang zur Notaufnahme.

Auf den ersten Blick verstehe ich gar nicht, wo das Problem liegt. Eine junge Frau wird mir von den Rettungsdienstkollegen gebracht. Gut, die sehen jetzt auch nicht gerade bestens gelaunt aus. Einer sogar ziemlich zerknittert mit Kissenabdruck im Gesicht. Ah, keine Krankenhausbettwäsche, sondern private auf der Wache, denke ich und werde ein bisschen neidisch.

Junge Frau, 23, Bauchschmerzen seit drei Tagen. Sie hält sich den Unterbauch. Nicht so, dass ich jetzt direkt die Schmerzmittel wie einen Colt aus meinem imaginären Holster ziehen würde, aber schon so, dass ich ihr die Schmerzen durchaus abnehme. Sie macht zwar nicht den Eindruck, dass ich blitzschnell alle Register der Notfallmedizin ziehen müsste, aber scheint hier richtig zu sein. In der Notaufnahme.

»Und wer bist du?«, frage ich, denn hinter der Trage versteckt schauen mich zwei große kugelrunde braune Augen an. Den kleinen Mann habe ich beim Reinkommen gar nicht wahrgenommen, er ist praktisch hinter der Krankentrage verschwunden mit seinen knapp 90 Zentimeter. Er klammert sich an die Hand des Rettungsdienstlers. In der anderen hält er einen Stoffteddy.

»Das ist Matteo«, lächelt der Sanitäter mit dem Kissenabdruck. Sein Blick wird dabei ganz weich. Steht ihm, denke ich.

Er streichelt Matteo über den Kopf: »Ist so alt wie meine Tochter, drei Jahre.«

Ich lächle. Dann schaue ich die Frau an. Kinder ziehen irgendwie immer die Aufmerksamkeit auf sich, besonders, wenn sie so süß sind.

»Entschuldigen Sie, ich wollte Sie nicht übergehen. Frau Kramer, richtig?«

»Ja, und das hier ist mein Sohn«, antwortet sie stolz.

Vor lauter Muttergefühlen habe ich glatt die Uhrzeit vergessen. Mittlerweile ist es schon fast Mitternacht.

Bisschen spät für einen Dreijährigen, in der Notaufnahme rumzuhängen, denke ich. Verdränge den Gedanken dann aber wieder, während ich der Schwester zurufe, ein »Bauchlabor« abzunehmen.

Wir unterscheiden zwischen unterschiedlichen Laborprofilen, je nach Krankengeschichte. Hat jemand Bauchschmerzen, werden andere Parameter kontrolliert, als wenn jemand zum Beispiel mit Herzproblemen kommt.

Chiara Kramer liegt nun also in Untersuchungsraum 4.

»Mama, Hause …«

Während ich am Rechner sitze – Dokumentation ist mittlerweile nicht mehr das halbe, sondern fast das ganze Arztleben –, quengelt Matteo vor sich hin. Verständlich.

»Mama Hause, Teo müde.«

»Keine Sorge, mein Schatz, Mama bekommt jetzt ein

Schmerzmittel, dann geht's wieder ab ins Bett«, antwortet seine Mutter.

Das überhöre ich jetzt mal gekonnt, drehe mich auf dem Stuhl um und lächle sie beide an.

»Matteo, ich muss erst mal kurz mit deiner Mama sprechen, möchtest du eine Spritze zum Spielen?«

Ich werfe Schwester Susanne, die im Türrahmen steht, einen Blick zu, den sie sofort versteht.

Matteo nickt. Susanne ist in solchen Situationen tatsächlich die Beste. Hat selbst vier Kinder und »adoptiert« regelmäßig alles, was in der Notaufnahme so als Begleitung mitkommt. Kinder, Omas, Eltern, Hunde. Das ist quasi Susannes Passion.

»Hier«, sagt sie und hält Matteo die Plastikspritze hin. Zaghaft nimmt er sie aus Susannes Hand und fürs Erste scheint der Knirps die Müdigkeit vergessen zu haben.

»Ich habe auch noch Schoki. Komm mal mit.«

Chiara Kramer schaut ungläubig, als Matteo zielstrebig den Untersuchungsraum verlässt, um Schokolade abzugreifen.

»Normalerweise geht er nicht so einfach mit Fremden mit …«

»Das ist Susanne«, erwidere ich und grinse. »Da gibt's keinen, der nicht mitgeht.«

Sie lächelt vorsichtig.

»Wo ist das Problem, was sind Ihre Beschwerden, Frau Kramer?«

Ihr Gesicht wird wieder ernst.

»Bauchschmerzen seit drei Tagen. Und Fieber. Ich habe Tabletten gegen Schmerzen und Fieber genommen, irgendwie muss ich ja zur Arbeit, und mich danach versucht ein bisschen zu erholen, aber vorhin ging das Fieber bis 40 hoch, und ich hatte richtige Bauchkrämpfe. Bitte glauben Sie mir, ich hätte Matteo nie aus dem Bett geholt, aber ich habe es nicht mehr ausgehalten.«

Während das Novalgin als Infusion gegen Schmerzen und Fieber einläuft, sind die ersten Laborergebnisse da. Der erste Wert reicht mir schon. 20 000 Leukozyten. Also eine Entzündungsreaktion in Kombination mit Unterbauchschmerzen. Das beunruhigt mich jetzt doch etwas, und ich greife zum Telefon und bitte einen Chirurgen herzukommen.

Als ich mich ihr danach zuwende, reagiert sie unmittelbar und versucht abzuwiegeln.

»Es wird schon besser mit dem Mittel, das hilft. Können Sie mir ein Rezept schreiben? Matteo muss ins Bett.«

Es ist nicht das erste Mal und überhaupt nicht ungewöhnlich, dass mir Patienten schnell wieder von der Liege hüpfen wollen, sobald das erlösende Schmerzmittel durch ihre Blutbahn rauscht. Deshalb reagiere ich noch ziemlich cool.

»Äh, Moment mal. So schnell geht's nicht. Ich habe den Kollegen aus der Chirurgie angerufen.«

Der Unterbauch ist druckschmerzhaft, sie ist eine junge Frau, hat Fieber, einen typischen Loslass-Schmerz und eine Entzündungsreaktion. Das schreit ja quasi nach einer Blinddarmentzündung.

»Ich verstehe, dass Sie schnell wieder nach Hause wollen, aber ich muss erst mal die Möglichkeit haben, die Ursache herauszufinden. Lediglich die Symptome ohne Ursache zu bekämpfen, hilft mir und vor allem Ihnen in dieser Situation überhaupt nicht.«

»Aber Matteo …« Frau Kramer schaut sich suchend nach ihm um. Doch der hat sich mittlerweile in die Herzen der Notaufnahme gemampft und sitzt glücklich und zufrieden umringt von Pflegepersonal zwischen Kinderschokolade und Gummibärchen vorne am Tresen der Notaufnahme. Aber mir ist natürlich klar, dass Frau Kramer ihren Sohn lieber im Bett sehen würde.

»Wir können gerne telefonieren, sicher kann ihn doch jemand abholen? Oma, Opa, Papa, Nachbarin, Freundin?«

Sie antwortet nicht.

»Können Sie mir jetzt bitte ein Rezept ausstellen?«

Hat sie mich überhört? Okay, dann schauen wir erst mal. Der Kollege aus der Chirurgie schlappt missmutig über den Gang. »Wo muss ich rein?«, höre ich ihn rufen und kommentiere mit einem freundlichen »U4«. Fällt mir gerade tatsächlich ziemlich schwer.

»Was hast du?«, fragt er mich, ohne die Patientin auch nur eines Blickes zu würdigen.

»Ich gar nichts«, ich rolle mit den Augen, »aber Frau Kramer. Die hat Bauchschmerzen.«

»Mach mal Labor auf.«

Das geht auch freundlicher, denke ich. Eine nette Begrüßung und ganze Sätze wären ein Anfang. Frau Kramer guckt auch schon ziemlich verstört. Während er auf den Rechner starrt, wo ich freundlicherweise für ihn schon mal die ersten Laborwerte geöffnet habe, drückt er fest auf ihren Bauch.

»Au!«, schreit sie und schreckt genauso hoch wie ich, denn weder sie noch ich haben diese gekonnte Rückwärtsaktion kommen sehen.

Sympathischer Eindruck, denke ich. Er schaut auf die

Laborwerte und redet kein Wort mit der Patientin, um ihr dann noch mal ohne Vorankündigung rücklings (man könnte es auch hinterrücks nennen) auf den Bauch zu fassen.

Das sind die Momente, in denen ich mich wirklich schäme. Für meinen Kollegen. Wo ich am liebsten aufstehen, ihn schütteln möchte und fragen will, was genau mit ihm nicht in Ordnung ist. Patienten sind verdammt nochmal keine Sache. Sie fühlen sich oft schlecht, klein und hilflos. Diese Gefühle sollten wir spätestens dann nachvollziehen können, wenn wir selber mal Patient oder Patientin waren.

Menschen, denen es gut geht, haben wir hier nämlich eher selten. Und deswegen finde ich derartiges Verhalten einfach nur zum Kotzen. Ich entscheide mich, nichts zu sagen, um jetzt keinen Eklat zu provozieren und wende mich zu Chiara.

»Er macht noch ein Ultraschall, dann wissen wir Bescheid.«

Der Kollege hat aber schon wieder abgedreht und ist auf dem Weg zur Tür: »Ich brauche keinen Ultraschall. Ich mache einen OP-Slot. Blinddarm. Ich ruf dich gleich an.«

Rumms knallt die Tür. Als ich aus meiner Schockstarre erwache und die Tür wieder aufreiße, ist er schon um die Ecke.

Ich drehe mich wieder zurück, und nun schaue ich auf eine ungläubige, vielleicht auch eher irritierte Chiara Kramer (wer kann es ihr verübeln), einen glücklich vor sich hin kauenden Matteo, die Laborwerte auf dem Rechner und eine schulterzuckende Susanne. Wo bin ich denn hier gelandet? Ich suche mal wieder die versteckten Kameras.

Aber nicht für »Verstehen Sie Spaß?«, das war nämlich gerade gar nicht lustig, sondern eher für ein situatives Lehrvideo für angehende Ärzte und Ärztinnen: Wir zeigen Ihnen heute, wie man es nicht macht!

Ich bin stocksauer. Wenigstens nicht mehr müde. Ich könnte mich jetzt aufregen, ihn anschreien, hinterherrennen und eine Szene provozieren. Das Problem: Die Leidtragende wäre Chiara. Nicht er. Oder ich. Sie bekäme dann seine noch schlechtere Laune ab. Ob sie will oder nicht. Arschlöcher ändert man eben nicht. Man muss einfach akzeptieren, dass es sie gibt. Und das überall. Sein miserables Verhalten hat ja mit seiner eigenen Unzufriedenheit zu tun, er ist es, der sich danebenbenimmt. Der eiskalt und mechanisch ist. Und das werde weder ich heute Nacht ändern noch eine Chiara Kramer, die sich wahrscheinlich gerade noch mehr wünscht, sie wäre nicht hier.

Die Vorstellung, von jemandem Hilfe zu brauchen, der einen behandelt wie irgendeine Sache oder ein lästiges Ding – wahrscheinlich behandelt er sein Auto besser –, treibt mir einen Schauer über den Rücken.

Ich habe mittlerweile gelernt, mir in solchen Momenten mantraartig Sprüche vorzusagen wie: Das Leben gebe mir die Gelassenheit, Dinge hinzunehmen, die ich nicht ändern kann.

Mit Gelassenheit hinnehmen. Das tun wir alle gerade. Chiara ihre Bauchschmerzen, Matteo die Gummibärchen (und zwar sehr gelassen), Susanne mitten in der Nacht ihre Aufgabe als Trösterin und Spielkameradin und ich die 18 Stunden Arbeit in den Knochen, das Gefühl von Müdigkeit und Kälte (wir erinnern uns: 19 Grad, Klimaanlage), und vor allem diesen unsäglichen Kollegen. Die

Gelassenheit … Ich atme tief durch. Vor lauter Gelassenheit ist nun endlich auch das komplette Labor fertig. Gut, dass ich gerade im Begriff bin, mich mit meiner Gelassenheit selbst zu hypnotisieren, als mein Telefon klingelt: AvD Chirurgie. Arzt vom Dienst. In dem Fall wohl eher Arschloch vom Dienst.

»Ja, bitte?« Überfreundlich hebe ich ab.

»Ich habe noch eine perforierte Galle aufliegen. Der Blinddarm ist danach dran. Patientin OP-fertig machen. Aufklärung mache ich im OP. Ist ja ein Notfall. Soll ich die Anästhesie noch anrufen wegen Narkoseaufklärung oder übernimmst du das? Du warst ja mal selbst Narkosefrau.«

Und genau wegen so Arschgeigen wie dir habe ich das drangegeben, denke ich. Sage aber nichts.

»Ich kläre selbst auf, die Kollegin kann noch eine halbe Stunde länger schlafen. Bis später.«

Blöde Kollegen gibt's überall. Nicht, dass jetzt wieder die alte Leier von Anästhesie vs. Chirurgie losgeht: Es gibt tolle Chirurgen, die auch nett und empathisch sind. Leider nicht heute Nacht. Aber operieren kann er. Das ist eben wichtiger als Empathie. Er soll den Blinddarm rausholen und nicht die Patientin gesund quatschen. Da wäre er echt der Falsche.

Als ich am Tresen vorbeilaufe, sehe ich, dass Matteo inzwischen eingeschlafen ist. Auf zwei Schreibtischstühlen. Zugedeckt mit einer unserer Bettdecken. Und seinem Teddy. Ich lächle. Und habe sofort meine schlafenden Kinder vor Augen. Nur, dass die jetzt in ihren warmen Betten liegen und nicht im neongrell erleuchteten Eingangsbereich der Notaufnahme. Aber Matteo schläft trotzdem. Und zwar tief und fest. Ich würde gerne tauschen, denke ich einen kurzen Moment, um mir dann gleich selbst zu widersprechen. Nee. Würde ich nicht wirklich. Also vielleicht schlafen, statt zu arbeiten, aber sicher nicht auf zwei Schreibtischstühlen und schon gar nicht in der Notaufnahme.

Ich denke, meine Kinder sind auch lieber zu Hause. Und schlafen friedlich. Genauso wie mein Mann, der auf sie aufpasst. Ein Mann, der auf sie aufpasst. Genau, warum ist Matteo eigentlich hier? Passt sonst vielleicht keiner auf? Meine Gedanken kreisen, ich spekuliere über Chiaras Familiensituation, und fast wäre ich an der U4 vorbeigelaufen, hätte sie mich nicht erspäht.

»Mir geht's besser, und Schwester Susanne hat mir erzählt, dass Matteo schläft, aber ich möchte ihn doch in sein Bettchen bringen. Er muss morgen früh raus. Er muss um sechs Uhr in der Kita sein«, ruft sie mir entgegen.

Ich bin etwas durcheinander. Aber jetzt ausnahmsweise mal nicht wegen Laborwerten, Chirurgen, dem Rettungsdienst oder weil ich das Telefon nicht gehört habe. Sondern weil mich Frau Kramers Aussage irritiert. Sechs Uhr? Ich schlucke.

»Warum haben Sie Matteo eigentlich mitgenommen?«, rutscht es mir raus. Chiara antwortet nicht. Und ich bin nicht einmal mehr sicher, ob das nicht Absicht ist. Okay, dann versuche ich es anders.

»Sechs Uhr? Das ist aber früh, da muss er ja um fünf aufstehen.«

Immer noch keine Reaktion.

Es spricht mein Mutterherz. Ich kenne den morgendlichen Zirkus mit Kindern. Schon bevor man sie in der Kita abgibt, wartet eine ganze Liste, die abgearbeitet werden will. Heißt, wenn ein Kind um sechs in der Kita sein muss, steht die Mutter (oder der Vater oder beide) locker um vier Uhr auf. Wir haben gerade 1.10 Uhr. Ich schaue Chiara Kramer fragend an.

»Aber sicher doch nicht morgen, denn wie der äußerst charmante Kollege Ihnen eben mitgeteilt hat, müssen Sie heute Nacht noch operiert werden.«

Ich wende mich auf meinem Schreibtischstuhl von ihr ab dem Computer zu und bin gerade ziemlich dankbar, dass ich den Befund jetzt noch dokumentieren muss. Und irgendwie bin ich zu gehemmt, mich wieder umzudrehen. Irgendetwas bereitet mir Unbehagen. Hat meine Patientin den Ernst der Lage nicht erkannt? Will sie nicht oder kann sie nicht? Ich rede also weiter. Mehr mit mir und dem Computer als mit ihr.

»Aktuell operiert der Kollege noch eine geplatzte Gallenblase. Sie sind als Nächstes dran. Sie haben eine Blinddarmentzündung. Ist eine schnelle Nummer. Das wird per Kamera gemacht. Und dauert, wenn's gut läuft, maximal 20 Minuten.« Stoisch und professionell versuche ich die Situation so normal und selbstverständlich wie möglich darzustellen. Und vor allem: alternativlos. Offenbar nicht alternativlos genug.

»Ich werde nicht bleiben«, sagt sie leise.

»Es wird ein kleiner Schnitt gemacht und dann kann die Kamera …«

»Ich werde nicht hierbleiben.« Diesmal lauter.

Ich erfriere sprichwörtlich an dem Schauer, der gerade meinen Rücken runterläuft.

»Ich werde nicht bleiben«, sagt Chiara mit zittriger Stimme noch einmal.

Jetzt bin ich eingefroren. In Zeitlupe drehe ich mich mit dem Stuhl zu ihr um. Den Satz habe ich nun schon dreimal von ihr gehört. Scheint ihr also ernst zu sein. Ich versuche erst mal, meine Gedanken unter Kontrolle zu bringen. Und irgendwie finde ich die Situation fast schon ein wenig lustig. Wir bereiten gerade eine OP vor, und ich wollte soeben mit der Narkoseaufklärung beginnen.

Aber mir ist um diese Uhrzeit weder zum Lachen zumute, noch habe ich Sinn für schräge Ideen.

»Frau Kramer, ich weiß nicht, ob Sie das richtig verstanden haben, wir müssen …«

Sie unterbricht mich mit erstaunlich resoluter Stimme:

»Ich muss vor allem nach Hause. Und Matteo ins Bett. Und in drei Stunden wieder aufstehen. Ich brauche ein Schmerzmittel. Aktuell ist es okay so.«

»Äh, nein! Sie bleiben!« Ich werde ein bisschen dramatischer. »Sie haben eine Blinddarmentzündung. Der Blinddarm muss rausoperiert werden. Viele denken heute immer noch, das wäre eine Lappalie. Aber es sterben tatsächlich Menschen daran. Der Blinddarm wird reißen, wenn er so schlimm entzündet ist, und dann verteilt sich der Eiter …«

Ich stehe quasi neben mir und schaue mir beim Dozieren zu: Und die Bakterien und der Bauchraum und die Blutvergiftung … Ich glaube, ich rede fünf Minuten ununterbrochen über Risiken und Nebenwirkungen. Über Dringlichkeit und Notwendigkeit und habe dabei Matteo ganz übersehen, der Augen reibend, Teddy links, Susanne rechts an der Hand im Türrahmen lehnt.

»Mama, Teo Hause, Teo müde. Mama … Teo lafen.«

Chiara hat sich in der Zwischenzeit aufgesetzt.

»Komm her, mein Schatz.« Matteo klettert auf ihren Schoß. Susanne zuckt hilflos mit den Schultern. Matteo deutet auf sie. »Kankenwester Sanne.« Sie lächelt. »Genau. Oder zumindest so ähnlich.«

»Frau Kramer, wir finden eine Lösung. Wir können Matteo so lange hierbehalten, bis er abgeholt werden kann. Sie bleiben, wenn alles gut geht, zwei Tage hier. Danach können Sie sich zu Hause erholen. Verstehen Sie? Das ist wichtig.«

»Hmm, wichtig«, murmelt sie. »Wichtig. Sie verstehen nicht.«

»Nein, ich verstehe nicht«, erwidere ich. »Okay, der Kollege ist nicht gerade besonders nett gewesen, und es ist mitten in der Nacht, aber hier sind Sie richtig. Sie müssen operiert werden!«

»Sie verstehen nicht, was wichtig ist! Sie verstehen gar nichts!«, fährt sie mich an. »Ich habe niemanden für Matteo. Wir sind allein, wir zwei. Es gibt keinen Vater, also einen Erzeuger gibt's natürlich, aber Sie verstehen, was ich meine. Ich habe nur meine Nachbarin, die ab und zu mal aufpasst, aber die ist selbst erkrankt.« Unter Tränen redet Chiara weiter: »Glauben Sie ernsthaft, ich schleppe mein dreijähriges Kind freiwillig nachts mit in die Notaufnahme? Reiße es im Schlafanzug aus dem Bett?«

Puh, das muss ich jetzt erst mal sacken lassen.

»Wir sind allein, wir zwei.« Chiara hat niemanden, der auf Matteo aufpasst, wenn sie es nicht kann. Okay, sie kann nicht mal alleine und in Ruhe einkaufen, zum Friseur gehen oder einfach eine Vorsorgeuntersuchung bei ihrer Frauenärztin wahrnehmen ohne Matteo im Schlepptau. Von der Pizza abends mit einer Freundin ganz zu schweigen. Das ganz normale Leben muss ja für eine alleinerziehende Mutter schon anstrengend genug sein. Aber das hier gerade? Das ist nicht nur einfach nicht optimal, sondern ein absoluter Notfall, in dem es um ihre Gesundheit geht. Und noch nicht einmal in dieser Ausnahmesituation hat Frau Kramer einen Menschen, dem sie ihren Sohn anvertrauen kann?

Das macht mich fassungslos und traurig. Und Chiara ist kein Einzelschicksal.

Im Jahr 2020 waren in Deutschland rund 2,09 Millionen Mütter und etwa 435 000 Väter alleinerziehend (sagt das Statistische Bundesamt).

Also fast fünfmal mehr Frauen als Männer müssen sich um ihre Kinder alleine kümmern. Sicher sind nicht alle in Chiaras Situation, viele haben Großeltern, Freunde, Geschwister, ein mal mehr, mal weniger gut funktionierendes privates Netzwerk. Und natürlich einen Kindsvater, der nicht nur gezeugt hat, sondern auch seiner Verantwortung gerecht wird. Aber es gibt eben auch die andere Seite. Und mit der werde ich gerade schonungslos und vor allem ganz persönlich konfrontiert.

Chiara Kramer hat keine Zeit, sich um ihren Blinddarm zu sorgen, sie offenbart mir stattdessen die komplette desaströse Dimension ihrer Lebensrealität.

»Ich muss morgen zur Arbeit. Mein Chef hat mir gedroht, wenn ich noch einmal fehle, brauche ich gar nicht mehr wiederzukommen …«

Ich versuche es noch einmal, komme aber nicht weit.

»Aber Sie haben doch …«

Frau Kramer drückt ihren Sohn noch fester an sich.

»Matteo war öfter krank in der letzten Zeit«, unterbricht

sie mich. »Ich war schon dreimal nicht da. Ich fahre Pakete aus. Wenn ich nicht komme, gibt es keinen Ersatz. Ich brauche das Geld. Für Matteo. Wenn ich meinen Job verliere, habe ich gar nichts mehr. Ich fühle mich schon beschissen genug, dass ich beim Amt Unterstützung beantrage, um mir Wohnung und Lebensmittel leisten zu können. Ich bin ja froh, dass das Amt wenigstens die Kita bezahlt.«

»Ich verstehe«, murmele ich verlegen und schaue auf den Boden. Tatsächlich habe ich nicht die geringste Ahnung, wovon sie spricht. Wie oft floskele ich eigentlich so vor mich hin?

Vielleicht sollte ich mir hin und wieder die nackten Fakten mal vor Augen halten. Die Bertelsmann Stiftung hat 2021 eine Studie mit dem Titel »Alleinerziehende weiter unter Druck« in Auftrag gegeben. Darin kommt die Hochschule Darmstadt zu dem Schluss, »dass die Folgen der dauerhaften Mehrfachbelastung ohne ausreichende Unterstützung für viele Alleinerziehende permanente Anspannung, Erschöpfung sowie gesundheitliche Probleme« bedeuten. Weiter heißt es: »Rund 40 Prozent von ihnen erleben zudem finanzielle Armut.« 40 Prozent!!! Das bedeutet also, dass Alleinerziehende vier- bis fünfmal häufiger von Armut betroffen sind als Paarfamilien. Eine davon ist Chiara Kramer. Es sind nämlich nicht nur anonyme Zahlen und Statistiken. In der Notaufnahme bekommt die Studie für mich ein Gesicht. Und Patienten eine Geschichte. So wie Chiara Kramer, die für mich aktuell »der Blinddarm« ist. Sie macht mir zwar sehr deutlich, wie es um sie bestellt ist, emotional, finanziell und existenziell, aber ich kann, will und muss die Bauchschmerzen, die Blinddarmentzündung behandeln. Bei allen anderen Problemen kann ich leider nicht helfen. Und das fühlt sich beschissen an.

»Entschuldigung, aber Sie verstehen nichts. Sie sehen hier diesen Blinddarm und diese Blutwerte, und für Sie ist das glasklar, dass ich operiert werden muss. Sie haben die Probleme nicht. Ich will Ihnen ja gar nichts. Aber ich habe gerade keine Kapazitäten für eine Blinddarmentzündung!«

»Mama, Hause.« Matteo zieht an Chiaras Pulli. »Gleich, mein Schatz.«

»Also Frau Kramer, ich weiß jetzt nicht, wie ich …«

Wieder unterbricht sie mich.

»Ich sage Ihnen jetzt was. Ich werde nicht bleiben. Ich gehe so oder so. Und entweder helfen Sie mir jetzt oder Sie lassen es. Es ist vielleicht nicht die Hilfe, die SIE für mich vorgesehen haben, aber ich kann nicht anders.«

»Maaama! Teo lafen.« Der Kleine kann kaum noch die Augen offen halten.

Ich weiß ehrlich gesagt nicht mehr, was ich überhaupt noch denken soll. Medizinisch ist das hier absolut klar. Appendizitis. Laparoskopie. Klingt sinnvoll, nach dem einzig Richtigen sogar.

Und sonst?

Meine Kinder liegen in ihren Betten. Mein Mann ist zu Hause. Ich bin gesund. Habe offensichtlich einen Beruf (sonst säße ich ja gerade nicht hier), der mir nicht nur erlaubt, meinen Lebensstandard ohne Amtshilfe zu finanzieren, sondern es auch möglich macht, krank zu werden und keine Sorge haben zu müssen, ihn zu verlieren. Ja, tatsächlich, ich verstehe wirklich gar nichts. Außer von

Appendizitis, von den anderen Problemen nicht. Denn die kenne ich nicht. Chiara schon.

Was dahintersteckt, weiß ich nicht. Ob sie sitzengelassen wurde? Was vorgefallen ist? Ob sie diese prekären Zustände vielleicht schon als Kind erleben musste? Ich traue mich auch nicht zu fragen. Es bedrückt mich. Es bedrückt mich, dass jemand, der offensichtlich krank ist, der Hilfe braucht, sie nicht annehmen kann. Der sogar operiert werden müsste, sogar Schlimmes riskiert, und das aus Existenzangst?

»Ich habe gerade keine Kapazitäten für eine Blinddarmentzündung.«

Diesen Satz muss ich erst mal sacken lassen. Frau Kramer ist offensichtlich eine gute Mutter, die sich um ihren Sohn liebevoll kümmert. Darüber hinaus hat sie einen Job als Paketzustellerin, mit dem sie mehr schlecht als recht ihre kleine Familie über Wasser hält, aber mit dem sie dafür sorgt, dass ich genauso wie wir alle unsere schönen Zalando- und Amazon-Pakete bequem nach Hause geliefert bekommen. Sie hat aber keine Möglichkeit, ärztlich betreut und in Ruhe gesund zu werden? Weil ihr dazu Zeit, Geld und Hilfe fehlen. Weil der Arbeitgeber sie einfach rausschmeißen kann? Und das im 21. Jahrhundert, mitten in Deutschland.

Wie muss sich das für viele hunderttausend Menschen anfühlen, jeden Tag diesem Druck ausgesetzt zu sein, diese ständigen Ängste und Sorgen mit sich herumzuschleppen, Tag und Nacht?

Permanente Anspannung, Erschöpfung und gesundheitliche Probleme. Und damit ist wahrscheinlich nicht der Blinddarm gemeint. Das ist dann der Super-GAU.

Ja, diese dauerhafte Belastung kann krank machen, Schlafstörungen, Burnout, Depressionen, das kann ich als Ärztin sehen. Als Notärztin kann ich nur die akuten medizinischen Probleme der Patienten und Patientinnen behandeln, die Sorgen und Nöte jedes Einzelnen dahinter leider nicht. Aber was kann ich als Mensch und Privatperson im Alltag tun? Vielleicht besser hinschauen, wie es der Nachbarin mit ihrem Kind geht, dem Kollegen, dem alleinerziehenden Vater. Sind sie komplett auf sich alleine gestellt, kann ich Hilfe anbieten?

Ich habe bis zu diesem Zeitpunkt, als Chiara Kramer mit dem kleinen Matteo nachts zu mir in die Notaufnahme kommt, niemals darüber nachgedacht. In meiner heilen schönen Welt. Wo Mama und Papa unterm Weihnachtsbaum Kinder mit Geschenken überhäufen. Aber es gibt die, die nicht nur alleine dort sitzen, sondern weder einen Weihnachtsbaum noch Geschenke haben. Die gar keinen haben. Ich habe tatsächlich nie darüber nachgedacht. Mit Familie und Freunden im Rücken. Mit sicherem Job und pünktlich gezahltem Gehalt. Was macht man, wenn man niemanden hat, der auch im Notfall das Kind betreut? Und dies ist ein Notfall. Ja, was macht man da eigentlich?

Im Sozialgesetzbuch § 38 steht, man habe als gesetzlich Versicherter Anspruch auf Weiterführung des Haushalts und Betreuung des Kindes oder der Kinder zu Hause, wenn man seinen Haushalt aufgrund einer Krankheit nicht führen kann. Haushaltshilfe und Betreuung müssen mit einer ärztlichen Bescheinigung bei der Krankenkasse beantragt werden. Anträge, Formulare, Bürokratie. Diese Hürde ist für viele schon zu hoch. Aber dann auch noch ein Notfall um Mitternacht? Man plant so etwas ja nicht: »Hey, ab morgen hab ich 'ne Blinddarmentzündung!«

Hier handelt es sich ganz klar um einen Härtefall, und dann muss tatsächlich das Jugendamt über den Kindesaufenthalt entscheiden.

Für Chiara Kramer beziehungsweise für Matteo wäre der staatliche Kindernothilfedienst zuständig. Dort gibt es kurzfristige Betreuungsmöglichkeiten. Wenn sie sich als alleinerziehende Mutter für einen längeren Zeitraum nicht um ihren Sohn kümmern kann, sucht das Jugendamt für das Kind eine Pflegefamilie. Und was bedeutet das für uns? Notfallmäßig aus der Notaufnahme heraus? Da heißt es für uns ganz plastisch: Wir rufen einfach die Polizei. Die kommt dann, übernimmt das Kind und muss sich um alle weiteren Schritte kümmern. Hättet ihr das gedacht? Die Polizei. Der Helfer in der Not. Mittlerweile auch eine Universalhotline wie die 112.

Könnten wir eine solche Situation, in der wir die Polizei rufen müssen und die für Mutter oder Vater und für das Kind eine schreckliche Vorstellung ist, nicht vermeiden, indem wir für solche Notfälle gerüstet sind? Sollte denn nicht jeder und jede von uns die Verantwortung für ihre und seine Gesundheit (und das Wohl der Kinder) übernehmen und Sorge tragen können, dass wir nicht in so eine Notlage geraten und dann mutterseelenallein sind? Sollten wir uns nicht alle die Frage stellen können: Was wäre eigentlich, wenn …? Und direkt die passende Antwort parat haben? Ich möchte, dass jeder in der Lage ist, sich zuerst um seine Gesundheit sorgen zu dürfen. Die Gesundheit muss über allem stehen. Bei allem Verständnis, es sollte doch vollkommen normal sein, dass man sich über die Betreuung seiner Kinder in einem Notfall keine Gedanken mehr machen muss. In solchen Situationen wie mit Chiara fällt mir immer wieder auf, wie gut wir im Verdrängen sind und uns nur mit unangenehmen Themen beschäftigen, wenn es schon brennt. Ich wünsche mir, dass die Menschen diesbezüglich weitsichtiger und umsichtiger sind.

Denn eins ist klar: Es kann immer irgendetwas passieren, das weiß ich sehr genau, ich erlebe es ja als Notärztin ständig. Und das muss ja auch nicht immer lebensbedrohlich sein, aber eben doch so ernst, dass man ins Krankenhaus kommt. Beim Glühbirne wechseln von der Leiter gefallen und den Knöchel gebrochen, etwas Verdorbenes gegessen, und schwupps hat man eine Lebensmittelvergiftung.

In diesem Fall: Chiara Kramer mit einer Blinddarmentzündung.

Mit Appendizitis wird man operiert. So dachte ich. Bis dato.

»Ich werde gehen.«

Zähneknirschend antworte ich:

»Ich weiß. Ich habe es verstanden.«

Ich nehme ihre Hand. Ich kann hier nicht mehr überzeugen oder überreden. Auch wenn ich es mir so sehr wünsche. Ich kann nur hoffen, für sie und Matteo, dass das Antibiotikum anschlägt und sie es übersteht. Dass die Medikamente helfen.

»Frau Kramer, auch wenn ich das nicht für richtig halte, dass Sie gehen … Ich schreibe Ihnen was auf.«

Ich diktiere Susanne ein Rezept für ein Antibiotikum, ein Schmerzmittel und etwas gegen Fieber.

»Wenn es gar nicht anders geht.«

Ich lächle, während ich Matteo über den Kopf streichle und reiche ihr dann das Rezept.

»Die erste Dosis Antibiotikum gibt's aber noch hier als Hochdosis über die Vene. So viel Zeit muss sein!«

Ich habe kapituliert. Es ist einfach scheiße, Dinge hinnehmen zu müssen. Hier funktioniert mein Mantra nicht. Scheiß Gelassenheit.

Ich kann Frau Kramer wirklich nicht verstehen. Als Ärztin. Denn natürlich bin ich unzufrieden mit Chiaras Behandlung, sie ist für mein Verständnis vollkommen unzureichend und aus professioneller Sicht nicht nur einfach scheiße, sondern absolut inakzeptabel. Ich mache keine halben Sachen. Aber Chiara offenbar auch nicht. Hier bin ich machtlos. Und hilflos.

Als Mutter aber verstehe ich Frau Kramer besser, als sie glaubt. Und ich wünsche mir, dass dieses Erlebnis heute Nacht wenigstens dazu beiträgt, dass sich etwas in ihrem Leben ändern kann. Ich habe verstanden, dass Chiaras Existenzängste und die Sorge um ihren Sohn so massiv sind, dass sie ihre Gesundheit riskiert. Aber realisiert sie das auch? Das zumindest wäre ein wichtiger Schritt, nur so könnte sie etwas ändern. Auf Dauer Angst vor einem Jobverlust haben zu müssen und diesem immensen Alltagsausdruck ausgesetzt zu sein macht krank. Oder führt zu solchen fatalen Entscheidungen.

Zu guter Letzt wünsche ich mir noch, dass sie merkt, wie wichtig es ist, nicht alleine zu sein. Wir brauchen Menschen. Freundinnen, Bekannte, eine Familie. Aber die gibt es leider nicht auf Rezept. Eine schöne Vorstellung. Die würde ich dann nämlich reihenweise meinen Patienten verordnen.

Heute ist aus »ungeklärten Bauchschmerzen« ein unmittelbar greifbares Schicksal geworden. Ein Mensch mit einer ganz persönlichen Lebensgeschichte. Chiara Kramer. Eine von über zwei Millionen alleinerziehenden Müttern. Die ganz auf sich alleine gestellt ist. Die unter Existenzängsten leidet und »keine Kapazitäten hat«, ihren entzündeten Blinddarm behandeln zu lassen.

Tagtäglich sehe ich unzählige Menschen in der Notaufnahme. Aber jetzt frage ich mich: Wie viele Menschen sehe ich eigentlich nicht? Weil sie sich mit Schmerzen durch ihren Alltag schleppen? Weil sie keine Kapazitäten haben, sich um ihre Gesundheit zu kümmern. Und diese Frage finde ich viel entscheidender, ich habe sie mir nämlich bis dato nie gestellt.

Und schon wieder hat die Notaufnahme meinen Blick aufs Leben verändert. Mir die Augen geöffnet und gezeigt, was »da draußen« außerhalb meiner rosaroten Wolke eigentlich so los ist.

Ich erinnere mich daran, wie die beiden die Notaufnahme verließen. Und ja, ich habe ihnen einen Taxischein ausgestellt, damit die Krankenkasse die Heimfahrt übernimmt. Aus Mitgefühl, nicht weil ich es gemusst hätte. Vielleicht, weil es einfach das Einzige war, was ich tun konnte.

Bis heute vergesse ich den fröhlich winkenden Matteo nicht, der, obwohl er todmüde war, immer noch gelächelt hat. Eine Chiara, der ich ansah, dass sie tatsächlich alles für ihren Sohn tun würde. Für ihren Sohn, nicht für sich. Die in einer Lebenssituation gefangen ist, aus der es, wenn man sich einmal wirklich damit beschäftigt, wahrscheinlich so gut wie kein Entkommen mehr gibt. Auch wenn ich es ihr so sehr wünsche.

Ob und wie sie die Blinddarmentzündung überstanden hat, das weiß ich nicht. Aber als ich an diesem Morgen nach dem Dienst nach Hause komme, gehe ich nicht sofort ins Bett. Ich warte, bis meine Kinder fröhlich die Treppe runterhüpfen und mir ein »Guten Morgen, Mama« entgegenbrüllen, bevor sie mir um den Hals fallen. Ich umarme sie und bin einfach nur dankbar. Ich hab sie lieb. Genau wie Chiara ihren Matteo.

#MACHTFASSUNGSLOS

WIR KÖNNEN IHN JA SCHLECHT AN DER RASTSTÄTTE AUSSETZEN

Es gibt ja so langsam im notfallmedizinischen Bereich nichts mehr, was ich nicht schon mal gemacht hätte. Notarztwagen, Intensivtransport und jetzt auch Luftrettung. Zu meinen besonderen Highlights gehört aber tatsächlich auch der Hausärztliche Notdienst. Da geht es weniger um Leben und Tod als um eine vergessene Blutdrucktablette. Und tatsächlich gibt es gleich mehrere persönliche Highlights, die ich euch nicht vorenthalten möchte. Wobei Highlights jetzt nicht immer als lustig zu verstehen sind. Eher skurril, absurd, unglaublich oder aus der Kategorie »Geht's noch?«.

Kleine Kostprobe vorab: Da wird man zum Beispiel nachts um halb zwei als diensthabende Ärztin der 116 117 aus dem Tiefschlaf gerissen und telefoniert dann mit einer schlecht gelaunten »Patientin«, die jammert: »n'Abend. Ich kann nicht schlafen.« – »Prima, da haben wir beide ja was gemeinsam. Ich jetzt nämlich auch nicht mehr.« Die Bitte nach einem Hausbesuch und einer »Schlafinfusion« habe ich dann charmant mit der Empfehlung für ein Glas heiße Milch mit Honig und dem Klassikradiosender gekontert. Ja, jetzt wisst ihr, was ich mit »Geht's noch?« meine. Und das ist noch harmlos.

Erst mal möchte ich euch überhaupt erklären, was es mit dem Hausärztlichen Notdienst auf sich hat und euch vor allem vermitteln, was wir da eigentlich machen.

Denn zwischen Kopf ab und kleiner Schnittverletzung, die man mit einem Pflaster zu Hause behandeln könnte, gibt es noch etwas, was viele, die bei Augenjucken den Rettungsdienst rufen, tatsächlich noch nie gehört haben. Meine Damen und Herren, es folgt: der Notdienst der Kassenärztlichen Vereinigung.

Manchmal frage ich mich, für wen der Dienst eher Not ist. Für die Patienten, die ihn aufsuchen, oder die Ärzte, die sich das alles anhören müssen, was da so auf einen zukommt.

Es gibt zwei Arten von Notdienst: In jeder Stadt stellen rund um die Uhr oder zumindest bis in den späten Abend alle niedergelassenen Kassenärzte und -ärztinnen einer Region in einer Notdienstpraxis die hausärztliche Versorgung sicher, wenn die normalen Praxen geschlossen haben. Also nach 16 Uhr, mittwochs- und freitagsnachmittags und natürlich am Wochenende. So wird die hausärztliche Versorgung gesichert, und die kluge Idee dahinter ist, dass eben NICHT jeder wegen Brennen beim Wasserlassen in die Notaufnahme läuft oder sogar den RTW ruft. Der Haken an der Sache: Die Menschen müssen selbst in die Praxis kommen, wie beim Hausarzt. Das scheint oftmals die erste Hürde, denn für manche ist ein bequemer Chauffeurdienst mit dem KTW oder RTW von zu Hause aus in die Notaufnahme oftmals entspannter als die Parkplatzsuche vor der Praxis. Aber auch dafür haben wir, zumindest auf dem Papier, eine Lösung.

Die 116 117. Die Notdienstnummer, die nach Sondierung der Lage an den Fahrdienst der Kassenärztlichen Vereinigung (KV) weiterleitet. Auch hier betreut ein Arzt ein Stadtgebiet, gibt telefonisch Auskunft oder macht eben Hausbesuche. Die Variante ist natürlich für Patientinnen und Patienten um einiges praktischer. Man kann nämlich in seinen eigenen vier Wänden bleiben, und der Arzt kommt vorbei. Ich habe beide dieser »Notdienstmodelle« mitgemacht. Sowohl die Praxis besetzt als auch das Telefon.

Um es kurz zu machen: Ich habe so wirklich alles durchgemacht.

Leute! Kennt ihr die Telefonstreiche, wo in Radiosendungen Menschen veräppelt werden, weil sich ein humoristisch angehauchter Radiomoderator am Montagmorgen um sieben Uhr vornimmt, Frau Kasulke an der Tickethotline durch den Kakao zu ziehen? Vergesst es. Die können alle einpacken. Nur dass ich an dieser Stelle zugeben muss: Ich bin dann oft Frau Kasulke, und der Anrufer oder die Anruferin ist unfreiwillig der lustige Radiomoderator. Verkehrte Welt.

Das Schöne an den KV-Fahrdiensten ist nicht nur, dass man tatsächlich von freundlichen Fahrern zu den Patienten gebracht wird, sondern dass ich sie von zu Hause aus durchführen kann. Ich sitze (oder liege) also in meinen eigenen vier Wänden und harre der Dinge. Ich kann zwischendurch die Spülmaschine ausräumen, Englischvokabeln abfragen und Spaghetti kochen. Oder Tatort gucken. Geht nun ein Anruf bei der 116 117 ein, nimmt der freundliche Disponent die Daten des Patienten oder der Patientin auf, sondiert und verweist gegebenenfalls sogar direkt an die Praxis oder die Notaufnahme. Es gibt aber auch Anrufer, die schaffen es, zu uns durchzukommen. Dann erfolgt der Anruf der Disponentin an mich, mit Datenweitergabe und Rückrufbitte.

Ich habe schon einige lustige Telefonate mit der 116 117-Leitstelle geführt. Herzhaft mit Leitstellendisponenten gelacht, sogar mal mit dem einen oder der anderen nett geplaudert und mir erzählen lassen, was die so den ganzen Tag erleben.

Folgenden Anruf fand ich übrigens nicht so lustig, anders als es sich zu Beginn vielleicht darstellte. Da konnte ich mir stellenweise das Grinsen nicht verkneifen.

In diesem Fall war das Telefonat am Ende eher verstörend. Und was am Anfang noch irgendwie amüsant war, hat mir dann doch die Sprache verschlagen. Tobi von der Dispositionsstelle ruft an, es ist Freitagabend gegen 22.00 Uhr, und es geht schon gut los.

»Carola, ich habe hier eine Rückrufbitte von Herrn Schneider. Aber es geht nicht um ihn, sondern um seinen Vater. Der schlafwandelt oder so. Ich habe es nicht kapiert. Irgendwie wäre der nicht einzufangen, und Herr Schneider säße jetzt seit zwei Stunden daneben und versuche ihn zu beruhigen. Er wisse sich nicht mehr zu helfen und habe die 112 angerufen. Die haben aber an uns verwiesen.«

»Gott sei Dank«, rutscht es mir sofort raus. Das liegt wahrscheinlich daran, dass ich mich natürlich mit dem Rettungsdienst solidarisiere und eben nicht möchte, dass die unnötige Taxifahrten übernehmen.

So richtig schlau werde ich aus dieser Geschichte aber nicht. »Lass mal, Tobi, ich rufe da an. Hilft ja nix. Ich werde mich mal investigativ betätigen.« Tobi lacht und gibt mir die Telefonnummer von Herrn Schneider.

Es klingelt.

»Papa, jetzt setz dich doch mal!«, höre ich, als jemand den Hörer abnimmt.

»Dr. Holzner, KV-Notdienst. Sie haben angerufen, was kann ich tun?«

»Also, Sie müssen hier mal ganz schnell vorbeikommen. Es geht um meinen Vater. Helmut Schneider. Ich glaube, mein Vater ist dement. Jetzt schläft er nicht, sondern will spazieren gehen und kochen. Er versteht nicht, dass es schon spät am Abend ist. Ich weiß nicht mehr, was ich tun soll.«

»Moment«, beruhige ich ihn. »Noch mal ganz von vorne. Wo ist denn jetzt aktuell medizinisch das Problem? Ich bin ja Ärztin, und es gibt sicher einen Grund, warum Sie jetzt anrufen.«

»Ja, ich kann den doch so nicht alleine zu Hause lassen!«

»Ist das neu?«, frage ich.

Wichtig zu wissen: Neu aufgetretene Verwirrtheit, gerade bei älteren Menschen, sollte immer ein Alarmsignal sein. Es kann unter Umständen ein Hinweis sein auf einen Infekt, einen Schlaganfall, eine Vergiftung oder Ähnliches, denn gerade bei Senioren äußert sich das oft zuerst so. Dann hätten wir einen Notfall.

»Nee nee nee, den Zustand haben wir schon seit Wochen. Wir warten auf den Gutachter. Der Hausarzt meint, mein Vater wäre dement, das wollen wir prüfen lassen.«

Achtung: Zwischen »Ich glaube, mein Vater ist dement« und »Der Hausarzt meint, mein Vater ist dement« sind gerade mal zwei Minuten Telefonat vergangen. Höchstens. Mal gespannt, was ich in den nächsten zwei Minuten noch so erfahre. Seit Auftreten der ersten Symptome einer Demenz sind offenbar schon ein paar Wochen verstrichen. Gut, das merke ich mir und beschließe, erst mal mit meinen investigativen Fragen weiterzumachen. Komme aber nicht dazu, weil Vater und Sohn andere Probleme haben.

»Peter, willst du auch einen Kaffee?«, brüllt er im Hintergrund. Ich muss ein bisschen schmunzeln.

»Papa, lass sein.«

»Mit Kaffee um 22 Uhr könnte ich auch nicht schlafen«, rutscht es mir raus.

Noch mal von vorne, locker bleiben, denke ich.

»Herr Schneider, ich habe das Problem ehrlich gesagt noch nicht so richtig verstanden. Der Zustand, wie Sie berichten, ist nicht neu, Ihr Vater macht seit geraumer Zeit die Nacht zum Tag und spaziert herum.«

»Ich wohne zwei Straßen von ihm entfernt. Vorgestern hat er sich ausgesperrt und stand im Schlafanzug bei mir vor der Haustür. Um ein Uhr nachts! Das kann doch so nicht weitergehen.«

»Da haben Sie wohl recht«, murmele ich, immer noch den medizinischen Notfall eruierend.

»Puls, Blutdruck, Temperatur, alles okay?«, frage ich.

»Papa hat gemessen. War alles normal.«

»Ich habe nichts!«, ruft es wieder aus dem Hintergrund. »Und jetzt komm Kaffee trinken!«

Noch mal zur Erinnerung. Es ist mittlerweile zirka 22.30 Uhr, Freitagabend. Ich bin die personifizierte Notfallhotline und suche immer noch nach dem Notfall. Opa Helmut scheint etwas aufmüpfig und mit einem anderen Tagesrhythmus gesegnet zu sein als sein Sohn, aber nicht krank.

Also Notaufnahmen- oder Notdienstkrank. Eher so tüddelig.

Und deshalb setze ich mich an dieser Stelle für euch mal etwas genauer mit dem Thema Demenz auseinander. Zunächst einmal unterscheidet man zwischen einer vaskulären (also gefäßbedingten) Demenz und einer Alzheimer-Demenz. Bei Letzterer handelt es sich um eine degenerative Erkrankung des Gehirns, in deren Verlauf Nervenzellen im Gehirn zerstört werden. Einfach gesagt, die Gehirnzellen schrumpfen und verlieren ihre Funktion. Bei gefäßbedingten Demenzen liegen Durchblutungsstörungen der betroffenen Abschnitte des Gehirns vor. Diese führen dann zum Absterben von Nervengewebe.

Die Symptome sind in beiden Fällen ähnlich. Der Verlauf der jeweiligen Erkrankung aber hängt davon ab, welche Bereiche des Gehirns beeinträchtigt sind.

Beide Formen gehen mit Vergesslichkeit, Gedächtnislücken, Sprach- und / oder Orientierungsschwierigkeiten einher. Es treten Wortfindungsstörungen und Konzentrationsschwäche auf, die Betroffenen können nächtliche Unruhe haben (Opa Schneiders nächtliche Spaziergänge!), und mitunter verändert sich auch ihre Persönlichkeit. Sie werden zum Beispiel plötzlich aggressiv oder extrem ängstlich. Demenzerkrankungen verlaufen immer in verschiedenen Stadien, und die Verläufe sind individuell. Meist gehen sie langsam und schleichend voran. Natürlich müssen diese Symptome ärztlich abgeklärt werden, um dann eine entsprechende Diagnostik und Behandlung in die Wege zu leiten. Um welche Form der Demenz es sich letztendlich handelt und welche Therapiemöglichkeiten es gibt, kann man aber nur nach eingehenden Untersuchungen herausfinden. Mittels CT-Diagnostik. Also können wir den Leuten irgendwie doch nicht nur vor, sondern auch in den Kopf gucken …

Besonders wichtig für Angehörige ist es, mit Demenzerkrankten ruhig und verständnisvoll umzugehen.

Es scheint ja nun klar zu sein, dass Helmut Schneider eine beginnende Demenz hat, zumindest meint das sein Hausarzt, und dieser Meinung bin ich nach zwei Minuten Mithören übrigens auch. Bei dieser Diagnose ist also Panikmache eher kontraproduktiv, und so ein Theater, wie es Peter Schneider veranstaltet, ist für seinen armen Vater gar nicht gut. Ich versuche zu deeskalieren.

»Können Sie mir Ihren Vater mal an den Hörer holen?«

»Papa, komm mal, die Ärztin möchte mit dir sprechen.«

»Welche Ärztin? Was will die denn?«

»Jetzt komm bitte, Papa!!«

»Herr Schneider? Helmut Schneider?«, frage ich freundlich.

»Ja, hallo? Ärztin? Ich hab nix, wieso rufen Sie hier nachts an?«

Ich muss lächeln, entscheide mich, das jetzt nicht zu erklären, um nicht noch mehr Verwirrung zu stiften.

»Ich wollte mich mal nach Ihnen erkundigen. Wie geht es Ihnen?«

»Gut? Wieso?«

»Ihr Sohn macht sich Sorgen. Haben Sie Schmerzen? Wie fühlen Sie sich?«

»Ach was, ich fühl mich gut! Was soll das? Peter, was ruft hier diese … wer sind Sie noch mal??«

Ich bleibe freundlich. »Die Ärztin.«

»Ach, ja. Das weiß ich doch!«

»Naja, sie spazieren offenbar gern nachts durch die Gegend. Wissen Sie, welches Jahr wir haben?«

»1992. Was soll die blöde Frage! Peter, was soll das hier? Was machst du hier so eine Welle?«

Ich setze nach: »Herr Schneider, können Sie mir sagen, wo Sie wohnen?« Jetzt schnauft er laut ins Telefon. »Was soll denn diese bescheuerte Frage? Natürlich! Zu Hause! Aber das geht Sie ja wohl mal gar nix an! Ärztin, kann ja jeder behaupten! Und gleich werde ich noch ausgeraubt, oder was?«

Rumms, aufgelegt. Der Mann ist zwar zeitlich nicht orientiert, wir schreiben das Jahr 2020, zur Situation aber offenbar schon, denke ich grinsend. Und seinen Wohnort wollte er mir vielleicht einfach wirklich nicht verraten. Fakt ist aber auch, dass Demenzkranke, die spüren, dass mit ihnen etwas nicht in Ordnung ist, häufig aggressiv reagieren. Wenn Sie zum Beispiel merken, dass sie eine einfache Frage wie die nach ihrer Wohnadresse nicht beantworten können. Da ich durchaus hartnäckig sein kann, wähle ich die Nummer erneut.

»Ja, Schneider hier.« Diesmal wieder Peter, der Sohn.

»Entschuldigen Sie, ich bin es wieder. Dr. Holzner. Ich versuche immer noch den Notfall an dieser Stelle zu eruieren. Warum genau wollten Sie mich eigentlich sprechen beziehungsweise die 116 117, also den Notdienst?«

Peter druckst rum. »Also äh, der Papa, ich mache mir Sorgen, und wenn er alleine ist … und der Kaffee … und der Spaziergang und die Nachbarn … und außerdem fahren wir morgen in den Urlaub.«

Pause. Ich glaube, mir ist gerade der Hörer aus der Hand gefallen.

»Hallo?«

»Äh ja, ich bin noch dran. In den Urlaub?«

»Ja, in den Urlaub. Und Papa kann doch so nicht alleine bleiben. Der kann sich ja nicht selbst versorgen. Nicht, dass der noch den Ofen anlässt oder sich nackt in den Garten setzt!«

Mir dreht es gerade den Magen um.

»Herr Schneider, nur mal so zum Verständnis, dass wir eine Sprache sprechen: Ihr Vater ist offenbar beginnend dement, tapert seit Wochen nachts durch Wohnung und Nachbarschaft, und Sie fahren morgen in den Urlaub?«

»Ja.«

»Äh, und jetzt rufen Sie freitags spätabends die 116 117 an, also den hausärztlichen Notdienst, damit ich genau WAS mache?«

»Ihn einweisen!«

So. Jetzt ist mir endgültig das Telefon aus der Hand gefallen. Ich sortiere mich und versuche, sachlich zu bleiben.

»Ihn einweisen? Ins Krankenhaus? Mit welcher Diagnose?«

»Demenz!«

»Freitag, nachts um 22.30 Uhr? Einweisungsgrund: weil Sie in den Urlaub fahren?«

Oh, ich glaube, den sarkastischen Unterton hat er rausgehört.

Ich bin nicht nur offensichtlich eine schlechte Pokerspielerin, ich treffe anscheinend auch nicht immer den angemessenen Ton.

»Jetzt werden Sie mal nicht unhöflich!«

»Ich bin nicht unhöflich, ich versuche immer noch herauszufinden, was genau wie welches Problem ist.«

»Er kann nicht alleine bleiben! Das ist viel zu gefährlich! Und ich kann ihn ja schlecht an der Raststätte aussetzen.«

»Bitte was? Also Herr Schneider, bei allem Respekt, ich verstehe auch Ihre Not, aber bitte verstehen Sie, dass ich ihn nicht einfach so in ein Krankenhaus einweisen kann, weil Sie im Allgäu die Pisten runterwedeln wollen.«

»Wir fahren nicht ins Allgäu, wir fliegen nach Teneriffa!«

»Wir fliegen nach Teneriffa? Ach, wie toll! Wann?«, ruft Helmut! »Ich liebe Teneriffa!«

»Du nicht! Gerda und ich! Du bleibst hier! Oder eben nicht, zumindest nicht zu Hause.«

Diese Teneriffadiskussion zieht sich. Ich sitze am Telefon und höre mir die absurde Vater-Sohn-Diskussion an. Während Herbert und Peter sich gerade über Kulinarik und Geographie der Kanaren austauschen, laufen im Fernseher bei mir zu Hause die Tagesthemen.

Mein Mann guckt um die Ecke, und ich sehe auf seiner Stirn ein großes Fragezeichen aufleuchten, auf das ich nur mit Augenrollen und Kopfschütteln reagiere. Wahrscheinlich, weil das Fragezeichen auf meiner Stirn auch nicht wesentlich kleiner ist.

»Wir waren schon so lange nicht mehr im Urlaub!«, ruft Opa Schneider jetzt etwas beleidigt.

»Doch, warst du, letztes Jahr.«

»Ich? Nee.« Aha, denke ich, das Kurzzeitgedächtnis lässt nach. Auch ein Hinweis auf ein frühes Stadium. Ich stelle mir vor, wie Peters Liebste, die Gerda, zu Hause gerade die Koffer packt und überlegt, ob sie überhaupt noch in ihren Bikini passt. Vielleicht ahnt sie gar nichts von dem Drama, das sich zwei Straßen weiter abspielt. Oder Peter hat sie beruhigt, weil er ja eine pfiffige Lösung parat hat. Nämlich mich. Zumindest glaubt er das. Aber da mache ich nicht mit.

Ah ja …, und da ist der Peter auch schon wieder: »Also, Sie hören ja, was hier los ist. Sie müssen jetzt kommen.« Doch bevor ich antworten kann, schaltet sich Helmut schon wieder dazwischen: »Auf Teneriffa habe ich mal eine hervorragende Paella gegessen!«

Und während Helmut in Erinnerungen an frühe Urlaube und kulinarische Köstlichkeiten schwelgt (Langzeitgedächtnis funktioniert noch!) und nicht versteht, wieso Peter ohne ihn nach Teneriffa fliegt und wer da eigentlich warum am Telefon ist, muss ich mich echt zusammenreißen.

»Peter, was will die Frau am Telefon? Will die auch nach Teneriffa?« Ja, denke ich, und nein, und das ist alles überhaupt nicht lustig.

Der Satz hallt nach: Wir können ihn ja schlecht an der Raststätte aussetzen. Richtig. Weil Opa eben kein Hund ist, den man da so unauffällig anbinden kann. Mir wird gerade schlecht. Nicht nur, weil ich es verabscheue, dass Menschen ein Tier, für das sie Verantwortung haben, an der Raststätte anbinden, sondern dass Opa offenbar gerade stört und man ihn nicht einfach so entsorgen kann. Es gibt kein Opaheim, wo ungewollte Opas mal eben so in einer Nacht- und Nebelaktion abgegeben werden können. Und ich meine, so ein Teneriffaurlaub, der kommt ja meist sehr überraschend. Morgens gerade wach geworden und schwupps: ach ja, der Teneriffaurlaub.

Wollen Sie mich eigentlich verarschen? Ich bin kurz davor diesen Satz ins Telefon zu brüllen, als ich mich besinne, meine Professionalität zu bewahren.

In solchen Momenten fehlt mir die Coolness eines Pokerspielers, da könnte ich sie ganz gut gebrauchen. Ich weiß nämlich gerade nicht, ob ich lachen oder weinen soll.

Ich entscheide mich zwar für die möglichst sachliche Variante, setze aber trotzdem alles auf eine Karte:

»Herr Schneider, entschuldigen Sie bitte, ich verstehe, dass Sie Hilfe und Unterstützung brauchen, und wissen wollen, wie es mit Ihrem Vater weitergeht.« (Aber nicht freitagsabends, wenn man am nächsten Tag in den Urlaub will, denke ich, sage es aber nicht.) »Ich bin aber nicht das Reisebüro, sondern die Ärztin vom Notdienst, und ich sehe hier kein medizinisches, sondern ein klassisches Versorgungsproblem. Ich werde Ihren Vater so nicht einweisen. Sie haben Verantwortung für ihn, und nach meinem Verständnis sollten Sie erst in Urlaub fahren, wenn geklärt ist, wie es mit ihrem Vater weitergeht. Ich kann da nichts weiter für Sie tun.« *All in.*

»Sie wollen Ärztin sein? Ich werde mich beschweren! Eine Unverschämtheit!« Rumms. Aufgelegt.

Okay. Dass ich beschimpft werde, ist leider nicht mehr wirklich ungewöhnlich. Ich habe mir mittlerweile ein echt breites Kreuz zugelegt. Mich beschäftigt dieser »Notruf« aber noch ein Weilchen. Nicht die Beschimpfungen. Sondern der Grund des Anrufes. Der Schneidersohn ruft MICH an. ER fühlt sich hilflos. Das lasse ich jetzt besser mal kurz so unkommentiert stehen.

Aber nicht immer, wenn wir keine Lösung für ein Problem haben, gibt es eine Problemlösehotline, wo uns eine gute Fee über den Kopf streichelt und mit ihrem Zauberstab wedelt. Ich bin Notärztin, keine Zauberfee. Und schon gar nicht der Problemlöser für Probleme, die überhaupt erst entstehen, weil man sie einfach weg-ignoriert hat. Bis zu dem Moment, wo man sie auf einmal nicht mehr wegdiskutieren kann. Übrigens ebenfalls eine Hauptaufgabe der Notaufnahme: die Problemlöserin. Und deshalb habe ich für Peter Schneiders »Notlage« tatsächlich überhaupt kein Verständnis. Nein, so gar nicht!

Und es kommt noch besser. Im Nachhinein erfahre ich, dass Herr Schneider nach unserem Telefongespräch die 112 angerufen und Helmut in ein Krankenhaus hat bringen lassen. Wieso wundert mich das nicht? Wir sind mittlerweile die Auffangstation für alles. Und da mich der Ausgang dieses Familiendramas tatsächlich interessiert hat, habe ich bei den Kollegen mal nachgehört.

Beim Rettungsdienst hat der urlaubsreife Sohnemann natürlich behauptet, die Verwirrung sei gerade erst aufgetreten. Blöd ist er anscheinend nicht. Aber ganz schön abgezockt. Denn bei einer akut auftretenden Verwirrtheit müssen die Kollegen anrücken. Vielleicht hat Peter schnell noch mal gegoogelt. Hätte er vielleicht mal etwas früher machen sollen. Aber dann mit der Fragestellung, wie man an einen Pflegeplatz kommt, wenn man pflegebedürftige Angehörige hat und in den Urlaub möchte. Kleiner Tipp: »Kurzzeitpflege« oder »Verhinderungspflege«. Gibt man diese Begriffe ein, ploppen gleich mehrere hunderttausend Ergebnisse auf. Hat Peter aber nicht gemacht. Die 112 hat man ja im Kopf. Geht schneller.

Und natürlich hat der arme Helmut sich geweigert mitzufahren. Für meine Kollegen und Kolleginnen also mal wieder ein Einsatz, den die Welt nicht braucht. Opa wollte zu Hause bleiben und mit seinem Sohn gemütlich Kaffee trinken. Irgendwann haben die Rettungsdienstler es dann aber doch geschafft (Profis eben!), und Helmut Schneider hat klein beigegeben.

Warum meine Kollegen so hartnäckig waren und den alten Herrn unbedingt mitnehmen wollten? Weil bei sogenannten deliranten Zuständen eine stationäre Aufnahme dringend angezeigt ist. Ja, sogar notwendig. Peter Schneider hat behauptet, die Symptome bei seinem Vater seien akut aufgetreten. Das könnte auf ein Delir hinweisen. Lateinisch *delirare* heißt so viel wie »aus der Furche geraten«. Das Delir oder Delirium ist eine qualitative Bewusstseinsstörung. Auch hier gibt es zeitliche, örtliche und situative Desorientiertheit, Konzentrationsschwäche, Gedächtnisstörung und gestörter Schlaf-Wach-Rhythmus. Das Kurzzeitgedächtnis ist ebenfalls beeinträchtigt, dafür haben die Betroffenen ein verhältnismäßig gutes Langzeitgedächtnis. Aber das delirante Syndrom kann unter anderen bei Enzephalitiden (Gehirnentzündung), Tumoren und Schädelhirntrauma auftreten. Es kann ein psychotischer Zustand infolge einer akuten schweren Allgemein- oder Hirnerkrankung beziehungsweise Hirnschädigung sein. Und ist das häufigste und diagnostisch ausschlaggebende Merkmal organischer Psychosen.

Wie könnt ihr nun zu Hause bei eurer Oma zum Beispiel ein Delir von einer Demenz unterscheiden?

Zuerst an den akut auftretenden plötzlichen Symptomen, die ich oben aufgeführt habe. Gerade hat die Oma noch ganz normal den Apfelkuchen aus der Küche geholt und von der Seniorenturngruppe erzählt, da ist sie plötzlich verwirrt, nicht orientiert, unruhig und kann euch nicht mehr folgen.

In der Klinik nutzen wir zur Überprüfung der Verwirrtheit den sogenannten CAM-ICU-Test (*Confusion Assessment Method* für Intensivstation). Die Patienten sollen die Hand des Pflegers oder der Ärztin greifen, und die buchstabiert das Wort Ananasbaum oder ein anderes Wort, in dem viele A enthalten sind. Bei jedem A muss der Patient zudrücken. Diesen Test bestehen die Dementen meist mit Leichtigkeit, die Deliranten nicht. Denn das Delir betrifft hauptsächlich die Aufmerksamkeit. Demenz betrifft vor allem das Gedächtnis. Und da ein Delir eine akute Ursache hat, ist es tatsächlich ein Notfall und bedarf medikamentöser Therapie. Und zwar unmittelbar.

Zurück zu den Schneiders. Logisch, dass die Kollegen und Kolleginnen vom Rettungsdienst Opa Schneider sofort eingepackt haben. Da hat sein Sohn sie einfach verarscht. Nix akut aufgetretener deliranter Zustand. Sondern Demenz im Frühstadium. Da musst du dich um die Pflegefrage kümmern. Nicht in die Notaufnahme fahren.

Ich werde nachdenklich, denn hier kommt für mich einiges zusammen. Zum Beispiel die Tatsache, dass man das Krankenhaus als Pflegestelle missbraucht. Und auch wenn man es kaum glauben mag: Besonders vor Weihnachten werden pflegebedürftige Angehörige gerne in die Notaufnahme gebracht. Und tschüss. Habe ich alles schon erlebt! Die Problemlöserin eben.

Und nach Weihnachten werden die Geschenk-Hunde an der Raststätte ausgesetzt. Wo ist da der Unterschied? Das kann ich euch sagen: Der Hund steht am nächsten Tag in der Zeitung.

Es macht mich wütend und fassungslos, dass offenbar an so vielen Stellen das Verantwortungsbewusstsein fehlt. Wenn Angehörige, also unser Vater, unsere Mutter, die Oma oder der Opa eine solche Diagnose wie Demenz bekommen haben, dann schockiert und verunsichert das. Dafür habe ich vollstes Verständnis. Aber wir können uns informieren und Hilfe suchen: bei Hausärzten, Krankenversicherungen, Verbraucherzentralen und beim Bundesgesundheitsministerium. Außerdem gibt es Beratungsstellen für Angehörige von Demenzkranken (zu finden zum Beispiel auf der Internetseite der Deutschen Alzheimer Gesellschaft).

Es gibt sehr viele Menschen in Deutschland, die ihre demenzkranken Angehörigen unter schweren Bedingungen zu Hause liebevoll pflegen, ihnen gehört mein allergrößter Respekt. Auch sie benötigen endlich die Wertschätzung und finanzielle Unterstützung, die ihnen zusteht. Denn Nächstenliebe und Altruismus sind zwar schön und gut, aber wenn man seinen Job (teilweise) aufgibt, weil man Opa pflegen muss, dann reißt das ein immenses Loch in die Haushaltskasse. Auch das beschäftigt mich, als ich mir mal die entsprechenden Zahlen aus dem Internet zusammensuche:

Nach Angaben der Deutschen Alzheimer-Gesellschaft leiden in Deutschland rund 1,7 Millionen Menschen an Demenz, davon werden drei Viertel zu Hause versorgt! (Angaben von 2019.)

Im Dezember 2019 waren insgesamt 4,13 Millionen Menschen pflegebedürftig im Sinne des Pflegeversicherungsgesetzes (SGB XI).

Davon werden 56 Prozent zu Hause überwiegend von ihren Angehörigen betreut.

24 Prozent werden ebenfalls zu Hause versorgt, aber zusätzlich mit Hilfe eines ambulanten Pflege- oder Betreuungsdienstes. Nur 20 Prozent sind vollstationär in Heimen untergebracht.

80 Prozent aller Pflegebedürftigen in Deutschland werden also überwiegend von ihren Angehörigen gepflegt. Ist das nicht eine unglaubliche Zahl? Das hätte ich nicht gedacht! Menschen, die ihre eigenen Wünsche und Bedürfnisse (mal mehr, mal weniger) denen ihrer Eltern oder Großeltern unterordnen, die sich aufopferungsvoll kümmern und sicher nicht selten auf dem Zahnfleisch gehen. Das soll an dieser Stelle auch mal erwähnt werden! Erwähnen muss man aber leider auch, dass viele sich einen (teuren!) Pflegeheimplatz einfach nicht leisten können und ihre dementen Angehörigen neben einem Fulltimejob und pubertierenden Kindern in den eigenen vier Wänden betreuen MÜSSEN. Und das 24/7. Die können übrigens von Teneriffa nur träumen.

Womit wir wieder bei den Schneiders wären. Ja, diese Exemplare gibt es natürlich auch. Peter ist tatsächlich nach Teneriffa geflogen. Und ich frage mich, wie er sich fühlt, am Strand mit einem Drink in der Hand? Abends mit seiner Gerda in der Tapasbar. »Prost Schatz, wir müssen uns keine Sorgen machen, der Opa ist in guten Händen!« Oder schleicht sich da vielleicht doch mal das schlechte Gewissen zwischen Gazpacho und Tortilla? Oder ist Opa Helmut einfach gar kein Thema mehr? Aus den Augen, aus dem Sinn?

Ich wünsche mir, dass wir uns kümmern. Vorausschauend planen und Menschen nicht panisch mitten in der Nacht in eine Notaufnahme abschieben. Aus welchen

Gründen auch immer. Das hat nun wahrlich niemand verdient. Wir Ärzte und Ärztinnen nicht, die Rettungsdienstler nicht, das Pflegepersonal nicht – und Menschen wie Opa Helmut schon gar nicht.

Vielleicht meint es Peter nicht böse, aber ich finde schon, dass man nicht erwarten kann, dass eine Hotline die eigenen Versäumnisse ausmerzt. Dass andere unsere Verantwortung und Pflichten übernehmen, damit man sich auf einer spanischen Insel in der Sonne aalen kann.

Eigentlich darf ich das gar nicht laut sagen. Aber insgeheim hoffe ich (und das nicht nur ein bisschen): Er hat sich einen Sonnenbrand am Hintern geholt. Und zwar so einen richtig schmerzhaften!

#MACHTHOFFNUNG

DAS WUNDER VON WITTLICH (I)

Es gibt mehr als genug Situationen für alle, die in der Akutmedizin arbeiten, die kaum zu ertragen und grausam sind, die uns schmerzen und verzweifeln lassen. Und dann gibt es aber immer wieder auch Situationen, die Hoffnung geben, Sinn stiften und an ein Wunder grenzen oder tatsächlich eins sind. Die wir erleben dürfen. Ja, dürfen. Ich wünsche jedem, der irgendetwas mit Medizin zu tun hat, sein ganz persönliches Wunder, denn es gibt Kraft, Durchhaltevermögen und lässt einen weiterhin fest daran glauben, bei der Berufswahl alles richtig gemacht zu haben.

Und deshalb möchte ich euch von meinem ganz persönlichen Wunder erzählen. Ich spoilere schon mal vorab: Diese Geschichte ist nicht nur zu schön, um wahr zu sein, sondern tatsächlich genau so passiert. Und die Namen in dieser Geschichte sind mit Erlaubnis aller Beteiligten ihre echten Namen. Alle sind Helden. Echte Helden des Alltags, denen ich unglaublich dankbar bin, dass ich Teil dieses Wunders sein durfte.

Wunder geschehen wahrscheinlich immer dann, wenn man überhaupt nicht damit rechnet. Und deshalb beginnt die Geschichte vom »Wunder von Wittlich« zum einen ziemlich öde beziehungsweise anders als erwartet (dazu kommen wir später), aber auch sehr aufregend. Denn für mich sollte ein langgehegter Traum in Erfüllung gehen. Ich wollte schon immer als Notärztin in der Luftrettung arbeiten. Und nun sollte ich diesem großen Wunsch noch ein Stückchen näherkommen. Vielleicht fragt sich der eine oder die andere nun, warum ausgerechnet Luftrettung? Doc Caro in der Notaufnahme, im Rettungsdienst, auf der Intensivstation – und jetzt auch noch im Helikopter? Ja, ganz genau!

Spätestens seit ich mich tatsächlich Notärztin nennen darf, habe ich nicht nur einmal gedacht, wenn ein Rettungshubschrauber an der Einsatzstelle landete oder über mich hinwegschwebte, wie gern ich dieses Gefühl auch mal erleben möchte. Nein, nicht die schweren Unfälle, die Schicksale, die oft grausamen Situationen. Sondern vielmehr das Gefühl, dass man zu einem Einsatz gerufen wird, bei dem man uns wirklich braucht. Denn wenn der Rettungshubschrauber kommt, kannst du davon ausgehen, dass es wirklich ernst ist.

Als Notärztin auf dem NEF – das muss man ehrlicherweise sagen – hätte ich bei einem Großteil der Einsätze in den meisten Fällen nicht wirklich vor Ort sein müssen. Ich bin in Regionen unterwegs, wo es alle naselang ein Krankenhaus gibt; wir haben gut ausgebildetes Rettungsdienstpersonal, und oft werde ich nur aufgrund der entsprechenden Vorgaben nachgefordert, obwohl das Krankenhaus um die Ecke ist und man eigentlich schneller dort wäre. Heißt: Die Medikamente wurden schon verabreicht, die Infusion läuft, aber zur Absicherung, weil sonst das aufnehmende Krankenhaus meckern könnte, holt man nachts die Notärztin aus dem Bett, damit sie ein Protokoll unterschreibt und alles seinen ordnungsgemäßen Gang genommen hat. Prima.

Das ist sicher nicht immer so, aber meine persönliche Statistik besagt, dass nur etwa ein bis zwei von zehn Einsätzen pro Schicht so sind, dass ich als Notärztin richtig arbeiten muss und es wirklich sinnvoll ist, dass ich an der Einsatzstelle erscheine. Also um mehr zu tun als nur zu sagen: »Ist ja schon alles erledigt. Wo muss ich unterschreiben? Und tschüs.«

Anders ist das in der Luftrettung. Oft sind Hubschrauber in Regionen stationiert, die weitläufig sind, und RTW und NEF haben eine unverhältnismäßig längere Fahrtzeit zum Einsatzort. Hier kommen Hubschrauber zum Einsatz, damit eben gewährleistet ist, dass trotz großer Entfernung schnell Hilfe kommt. Da auf dem Hubschrauber oft Profis sitzen, also Notfallsanitäter mit langjähriger Berufserfahrung und Notärzte und -ärztinnen mit einer Vielzahl von Qualifikationen und Einsätzen, ist somit auch die medizinische Versorgungsqualität top. Und so werden sie in der Regel zu schlimmeren Szenarien eingeflogen. Vor allem zu großen Unfällen. Das muss man abkönnen. Also nicht nur die Luftlöcher bei schlechtem Wetter, wenn der Pilot so richtig zur Höchstform aufläuft, sondern vor allem den Anblick schwer erkrankter und verunfallter Menschen. Nichts für schwache Nerven. Aber es ist unheimlich sinnstiftend, wenn wir in solchen Situationen helfen können. Deshalb ist es mein Wunsch, auch als Notärztin in der Luftrettung zu arbeiten.

Nun also trete ich meinen ersten Tag für die Einarbeitung auf dem Rettungshubschrauber an. Ein Praktikum hatte ich vorab schon bei der Luftrettung absolviert, um zu sehen, ob mich die Fliegerei wirklich so begeistert – doch ich war mir ziemlich schnell sicher, dass das genau der Ort ist, wo ich sein will. Mal abgesehen davon, dass ich bei der Gelegenheit Bekanntschaft mit den Kotztüten gemacht habe. Und feststellen musste, dass mein Magen und Luftlöcher sich nicht besonders gut vertragen. Mir war nicht klar, wie sehr so ein Fluggerät wackeln kann. Oh je. Ich war froh, dass wir ausreichend Brechbeutel für die Notärztin dabeihatten. Denn auch ein Notärztinnenkörper muss sich erst mal an diese Bedingungen gewöhnen. Fliegen ist nicht gleichzusetzen mit einem schnell fahrenden RTW. Und es ist eben noch keine Notärztin vom Himmel gefallen.

Nach diversen Vorbereitungskursen und Simulationstrainings stand also an diesem Wochenende die tatsächliche Einarbeitung auf meiner zukünftigen Heimatstation an. Mein erstes echtes Wochenende in Wittlich, einer verschlafenen Kleinstadt in der Südeifel, dort, wo der Rettungshubschrauber »Christoph 10« stationiert ist. Wittlich soll meine Hubschrauberstation werden, und ich heute beziehungsweise die nächsten Tage »eingeflogen«, im Sinne von Rettungshubschrauber-tauglich gemacht werden. Markus ist Notarzt hier und leitet die Luftrettungsstation, er arbeitet mich ein, damit ich die Unterschiede von Luft- und Bodenrettung mal ganz praktisch kennenlerne. Nicht nur als Praktikantin »mal ein bisschen gucken«, sondern als Vorbereitung für den Ernstfall, wenn ich in Zukunft die Dienste alleine stemmen darf. Was ist anders? Worauf muss ich achten? Wie läuft es auf der Station ab, was muss ich wo hinlegen, dokumentieren, anschließen. Wo sitze ich? Ganz praktische Tipps, *learning by doing* sozusagen. Und das ist jede Menge, daher dauert so eine Einarbeitung auch ein paar Tage. Jeder Handgriff muss sitzen, es wäre fatal, wenn ich alleine bin und nicht weiß, wie hier der Hase läuft. Spannend daran ist natürlich auch, dass so eine Einarbeitung unter realen Bedingungen stattfindet. Und das bedeutet, du weißt nicht, was passiert. Das betrifft natürlich auch die Menschen, mit denen man zusammenarbeitet. Und da habe ich schon mal echtes Glück gehabt!

Ich mag Markus mit seinem trockenen Eifeler Charme. Kein Wort zu viel, der regionale Humor ist staubtrocken, ich muss an diesem Wochenende viel Wasser trinken. Markus ist die Ruhe selbst. Ich glaube, er muss sich erst mal an die quirlige Duracell-Notärztin aus dem Ruhrgebiet gewöhnen, die noch vor dem ersten Espresso so viel redet wie er in einer ganzen Woche. Na, das kann ja was werden! Ob er die Ohrenstöpsel meinetwegen trägt oder tatsächlich wegen der dezibel-starken Heligeräuschkulisse? Zumindest habe ich ihn das nach diesem Wochenende gefragt. Er hat nur gegrinst. Und ich warte bis heute auf die Antwort.

Der komplette Gegensatz ist Ralf, der HEMS TC, also der Notfallsanitäter.

Die exakte Übersetzung von HEMS TC lautet: *Helicopter Emergency Medical Services Technical Crew Member*. Klingt zwar besser, kann aber kein Mensch fehlerfrei aussprechen. Also ich zumindest nicht.

Ralf ist eine Frohnatur, er lacht oft und gerne, hat immer ein Liedchen und stets einen flotten Spruch auf den Lippen. Während er mindestens genauso viel redet wie ich, schäumt er mir fröhlich grinsend meinen »Hafer-Lande-Macchiato« auf. Wortwitz. Für fliegende Notärzte.

»Ich freu mich, dass du da bist!«, ruft er in meine Richtung, während er mir den »Lande Macchiato« auf den Küchentisch stellt. Dabei bin ich heute bisher weder geflogen noch gelandet. »Ich war echt gespannt. Ist ja immer etwas komisch, wenn man das Gefühl hat, dich bereits aus dem Internet zu kennen, du uns aber natürlich nicht.«

»Also, wir haben ja schon über Instagram geschrieben«, fällt ihm Marc ins Wort. »Ich wusste, dass sie nett ist!« Marc ist »der schöne Pilot«. Ich glaube, ihm liegen sämtliche Frauen unter 25 reihenweise zu Füßen. (Die anderen wahrscheinlich auch.) Er merkt es nur nicht, zumindest macht das den Anschein. Ich bin jedenfalls sehr froh, hier so freundlich empfangen zu werden.

»Echt schön, dass ihr mir so unvoreingenommen entgegentretet. Darüber bin ich wirklich glücklich«, erwidere ich ziemlich dankbar. Das ist nicht selbstverständlich. Mittlerweile haben die Menschen ein Bild von mir. Und zwar eines, das sie sich aufgrund von TV, Internet und sonstigen öffentlichen Auftritten von mir gemacht haben. Und dabei gibt es oft leider ein Problem: Es ist ihr Bild. Das heißt, selbst wenn sie es noch so sehr versuchen zu vermeiden, sie haben mich in eine Schublade gesteckt. Und bist du erst mal drin, ist es echt schwer, da wieder rauszukommen. Hier war die Schublade offenbar zutreffend gewählt – zumindest war sie auf jeden Fall noch nicht zu.

Eine der Kehrseiten der Medaille, wenn man bekannt ist. Die Menschen sind voreingenommen. Was nicht immer gut ist. Ich für meinen Teil lasse mich davon nicht mehr beeinflussen, ich bin, wie ich bin, und gehe offen auf die Menschen zu. Und die, die mich persönlich kennenlernen, wissen dann ganz schnell, dass man mit mir Pferde stehlen kann – oder zur Not auch Hubschrauber …

Mit meinen Kollegen habe ich echt Glück gehabt, das Übungswochenende verspricht gut zu werden. Wir beginnen mit dem theoretischen Teil, Markus zeigt mir alles, erklärt Abläufe, und ich versuche, mir die ganzen Informationen einzuprägen. Hier steht das, dort finde ich jenes.

Jetzt brauche ich nur noch meine Einsätze …

Aber just an meinem ersten Tag ist das Wetter nicht ideal, es ist schon morgens zu nebelig zum Fliegen, und so hat Marc, unser Pilot, diesmal nicht mit Luftlöchern oder einer Notärztin im Flugpraktikum, die sich übergeben könnte, zu kämpfen. Stattdessen ist er mit Wetterkarten und dem Beobachten der Nebelschwaden beschäftigt. Ich hatte mich nach der ganzen trockenen Flugrettungstheorie so auf die Praxis gefreut, und nun das: Koffein-Party im Aufenthaltsraum, und zwar mit Hafermilch. Da sitzen wir nun in der nebligen Eifel und warten auf unseren ersten Einsatz. Marc, Markus und Ralf. Entschuldigung, Ralle natürlich. Das schreibe ich mir hinter die Ohren. Sonst gibt's nie wieder einen geschäumten Spezial-Macchiato, und das möchte ich nun wirklich nicht riskieren. Ralles Kreation ist nämlich Weltklasse.

Aus meiner Sicht müssten wir eigentlich permanent in der Luft sein, denn ich benötige eine gewisse Anzahl an Einsätzen für meine Einarbeitung, damit ich zeitnah alleine losfliegen darf. Mit Pilot natürlich. Aber irgendwie hat das Wetter in der Eifel heute andere Pläne.

So geht Stunde um Stunde vorbei. Kaffee trinken, quatschen. Ich mag die Jungs und finde es echt nett, hier zu sitzen, aber lieber noch möchte ich mein Logbuch abarbeiten. Und Marc ist ebenfalls genervt – Piloten wollen nämlich eigentlich ständig in der Luft sein. Ralle hat schon die ganze Hafermilch aufgeschäumt (ich kann keinen »Lande-Macchiato« mehr sehen!), und Markus und ich haben mittlerweile alles siebenmal gecheckt, erklärt, unterzeichnet, eingetragen und kontrolliert.

»Ungewöhnlich, normalerweise geht das hier ohne Pause«, murmelt er etwas verzweifelt, und auch ich muss zugeben: Ich bin echt frustriert. Immerhin können wir nur bis Sonnenuntergang fliegen, und viel Zeit bleibt nicht mehr.

Ich weiß, das klingt jetzt, als würden wir uns ein paar schöne Notfälle herbeisehnen. So ist das natürlich nicht gemeint. Aber der »Christoph 10« ist sonst tatsächlich öfter im Einsatz, und sicher hat jeder von euch so einen Heli schon über der Autobahn oder sonst irgendwo gesehen. Da ist es schon verdammt ungewöhnlich, wenn so gar nichts passiert. Und das ausgerechnet an meinem Ausbildungswochenende. Ich konnte ja nicht wissen, dass das Schicksal uns ein Wunder bescheren wollte. Und Wunder geschehen, wann sie wollen. Nicht, wann wir wollen. Zu diesem Zeitpunkt aber hätten mir ein paar ganz normale Einsätze schon vollkommen gereicht. Aber in meinem Logbuch herrscht gähnende Leere. Der Zeiger der Uhr rückt vor, und die Sonne wandert Stück für Stück tiefer.

Es ist schon verrückt, es gibt Tage, da kommst du nicht einmal dazu, eine kalte Pizza zu essen, da gurkst du permanent mit dem NEF durch die Gegend. Und möchtest einfach nur, dass mal wenigstens für eine halbe Stunde

Ruhe ist. Und hier und heute? Nichts. Absolut gar nichts. Da wünschst du dir nur einen einzigen Einsatz. (Bitte! Einer würde reichen!) Marc guckt zum hundertsten Mal aus dem Fenster. Wenigstens hat sich der Nebel mittlerweile verzogen.

»Also vom Wetter her geht's.« Marc checkt wieder die Karte, ich glaube, er beschwört sie regelrecht. Ich würde ihm sogar zutrauen, den Nebel eigenhändig vertrieben zu haben. Sicher aber hat er sich darauf gefreut, der »Neuen« mal seine Flugkünste zu zeigen. Alarm für Cobra 11! Oder hier wohl eher: Caro 10. »Ich ruf noch mal die Leitstelle an, ich wollte dir eigentlich was bieten.« Und da, noch nicht ganz ausgesprochen, geht der Pieper. »Endlich«, platzt es aus uns heraus. Ich glaube sogar aus allen gleichzeitig. Markus schaut mich unmittelbar an:

»So, Carola. Dein Einsatz. Wie besprochen. Ich stehe dir organisatorisch zur Seite. Direkt ins kalte Wasser!« Er grinst. Oh, ein Eifler Gefühlsausbruch. Ich lächle. »Ich darf Medizin machen – na darauf habe ich doch die ganze Zeit gewartet!«

Wir schmeißen uns in die Jacken, setzen unsere Helme auf, und als Marc die Turbinen anschaltet und es so richtig laut wird, bekomme ich Gänsehaut. Es geht los. Mein erster Einsatz in Wittlich. Mit meinen Jungs. Mit meinem neuen Team. Der Traum wird wahr. Leider kann ich diesen Moment, die Gänsehaut, dieses Gefühl gerade nicht genießen. Alles geht wahnsinnig schnell, rein in den Heli, und schon hebt er ab.

Im Hubschrauber selbst reden wir über unsere Mikrophone an den Helmen, und hören können wir uns nur über die Kopfhörer. Es ist unfassbar laut.

»Was haben wir denn?«, frage ich, mittlerweile hat Ralle die Einsatzinfos bekommen. »Kreislauf.« Na, das kann ja alles sein. Flugzeit: Acht Minuten. Der Heli bahnt sich den Weg durch die restlichen Nebelschwaden, und ich starre wie gebannt auf die Häuser und Spielzeugautos, die kleinen Straßen, die Minimenschen. Es ist immer wieder faszinierend. Es sieht aus wie im Miniaturlegoland. Dazu dieses Gefühl von Freiheit, weil du in diesem Hubschrauber tatsächlich im Himmel sitzt. »Ich liebe meinen Job«, funkt Marc, und ich kann ihn verstehen. »Ich meinen auch«, antworte ich wie in Trance, während wir zwischen Windrädern, über Tannenwäldern und Wolkendecke schweben.

Ralle reißt mich aus meinen Träumen: »Leute, die Leitstelle revidiert. Der Kreislauf ist jetzt 'ne Reanimation! Ein First Responder KTW ist vor Ort. Sie reanimieren im Autohaus. Männlich, zirka 60 Jahre.«

Ein First Responder, in dem Fall ein Krankentransportwagen, wird von der Leitstelle mitalarmiert, wenn klar ist, dass RTW und NEF oder in dem Fall der Hubschrauber etwas mehr Zeit für Anfahrt beziehungsweise Anflug brauchen. Er ist im Notfall für den »Erstangriff« ausgestattet und hat eine Notfallausrüstung an Bord. Die First Responder sind speziell geschult und können beispielsweise lebenserhaltende Sofortmaßnahmen durchführen.

Okay, Schluss mit Legominiaturwunderland. »Macht euch bereit, wir sind gleich da«, gibt Marc über Funk durch. Ich versichere mich rück bei Markus. Jetzt bloß keinen Fehler machen, hier zählt jede Minute.

»Ich nehme Tasche und Monitor?«, frage ich erneut.

»Genau, ich das Videolaryngoskop und den Ultraschall. Und die Reanimationshilfe.«

»Alles klar.« Ich sammle mich. Während ich die Handschuhe anziehe und Marc zur Landung ansetzt, sehen wir von oben schon wild winkende Menschen, die uns signalisieren: Hierhin, hier brauchen wir euch! Schnell!

Wir sehen das Autohaus, den KTW davor parkend mit Blaulicht. Das alles aus der Luft. Wir haben im wahrsten Sinne des Wortes den Überblick. Unglaublich, wie man die Situation schon ziemlich gut aus der Vogelperspektive einschätzen kann. Denn obwohl wir ein paar hundert Meter über den Dingen schweben, spüren wir die Dringlichkeit, die Spannung. Die Szenerie zeigt eindeutig: Hier stimmt was nicht. Gefahr im Verzug.

Safe on ground. Diese Worte sind unser Startsignal. Sicher gelandet. Erst wenn der Pilot diese Worte gesprochen hat, dürfen wir los. Uns abschnallen. Es erinnert ein bisschen an das Startsignal beim Galopprennen. Und wir sitzen wie startbereite Rennpferde auf unseren Plätzen und scharren mit den Hufen. Die Gurte auf Spannung, bis dieser Satz fällt. Und dann ist so weit:

»*Safe on ground.*«

»Danke, Marc.« Danke, dass du uns heil hier hingebracht hast, denke ich. Um zu helfen. Jetzt kann ich arbeiten. Jetzt können wir eingreifen. Helm ab. Markus nickt mir zu. Daumen hoch. Wir schultern unsere Sachen, und unter den sich ausdrehenden, ziemlich lauten Rotorenblättern laufen wir Richtung Autohaus.

»Gut, dass Sie da sind!« Die Menschen, die wir zuvor schon aus der Luft gesehen haben, zeigen uns den Weg. »Kommen Sie schnell, hier hinten ist er!«

Auf dem Boden im Büro des Geschäftsführers liegt der uns bereits angekündigte 60-jährige Mann, blitzeblau im Gesicht. Am Kopfende kniet ein Rettungsdienstler der KTW-Besatzung und wechselt sich mit seiner Kollegin im 30:2-Rhythmus mit Herzdruckmassage und Beatmung über einen Beatmungsbeutel ab.

Eine minimal knappe Übergabe muss sein: »Was haben wir?«, frage ich? »Bitte in fünf Sätzen das Wichtigste!« Mehr Zeit bleibt nicht. Ralle packt geistesgegenwärtig unser Monitoring aus.

»Beobachteter Kreislaufstillstand. Ist mitten im Gespräch vom Stuhl gerutscht, hat die Augen verdreht. Begonnene Reanimation durch Ersthelfer, dann unterstützt von der Leitstelle. Wir waren als First Responder da. Haben AED geklebt und mit unserem Algorithmus begonnen. Kammerflimmern. Wir haben bis dato auf Ansage des AEDs einen Schock abgegeben. Aber der Patient flimmert weiter.«

(Ein AED ist ein automatischer Defibrillator, er kann Sprachanweisungen und Informationen geben: Patches kleben, Herzrhythmus wird analysiert, Schock empfohlen oder eben nicht …)

Während er weiter berichtet, ziehen die Kollegen standhaft und ohne eine Miene zu verziehen die Herzdruckmassage durch.

»Zu keiner Zeit Puls, Kreislauf oder Atmung!«

»Wie lange seid ihr dran?«, frage ich.

»Bis jetzt inklusive Ersthelfer ungefähr 20 Minuten.«

»Danke euch, wir übernehmen! Bitte unterstützen, ich gebe euch Anweisungen.«

Ich bin echt beeindruckt. Ersthelfer, hat er gesagt. Und

damit nicht sich und seine Kolleginnen gemeint. Sondern offenbar die Menschen, die uns hier empfangen haben. Normalerweise finden wir Notärzte andere Situationen vor. Wie oft stehen Angehörige unwissend daneben, greifen nicht ein? Unterschätzen die Situation. Sind panisch. Oder was auch immer. Doch weiter kann ich darüber im Moment nicht nachdenken. Wir haben hier ein echtes Riesenproblem.

Dieser Mann hat aktuell Kammerflimmern. Einen Herzkreislaufstillstand. Ist tot. Ja, Leute. Er ist faktisch tot. Denn auch, wenn das Herz eine elektrische Aktivität zeigt, ist es wie ein Dauerstrom, der dazu führt, dass das Herz stillsteht und kein Blut auswirft. Kein zirkulierendes Blut heißt: kein Sauerstoff. Kein Sauerstoff bedeutet, die Organe, vor allem das Gehirn, werden unterversorgt. Schon nach drei Minuten ohne Sauerstoff werden Hirnzellen irreparabel geschädigt. Und was einmal kaputt ist, kommt nicht mehr zurück. Keine Chance.

Vor mir liegt vielleicht ein Familienvater, Opa, Bruder, Arbeitskollege, der bis eben noch an seinem Kaffee genippt, einen Witz gemacht hat, der gut gelaunt ins Autohaus kam und jetzt blau angelaufen mit Kammerflimmern um sein Leben kämpft. Faktisch tot seit 20 Minuten. Am Leben gehalten durch die Rettungsdienstlerin, die gerade metronomartig den Brustkorn eindrückt. 110 mal pro Minute. Fünf bis sechs Zentimeter tief.

»Er hat immer noch Kammerflimmern!«, rufe ich reflexartig und freue mich. Genau wie alle anderen auch. Ja, ich freue mich. Denn wenn wir eintreffen, und der Patient hat noch Kammerflimmern und keine Nulllinie, haben wir noch eine Chance. Dann hat er noch eine Chance. Es gibt eine Herzaktion, es gibt noch Leben. Bis dato ist wohl alles den Umständen entsprechend gut gelaufen. Zumindest hoffen wir das.

Jetzt trifft auch das RTW-Team ein, und alles läuft nach Plan. Wir verstehen uns ohne viele Worte. Ralle etabliert den Zugang, die anderen ziehen mir die Medikamente auf. Markus hat mir die Intubation vorbereitet, und während ich den Beatmungsschlauch platziere, bringt er schon die Reanimationshilfe an. Ich bin heilfroh über diese zwei zusätzlichen Hände, die nur deshalb da sind, weil ja ausnahmsweise zwei Notärzte vor Ort sind (der Einarbeitung sei Dank!) – hier können wir echt jede Hand gebrauchen.

Und dann legen wir los: Schock, Adrenalin, Weiterdrücken. Amiodaron als Antiarrhythmikum gegen das Kammerflimmern. Immer weiter drückt der künstliche Arm stoisch in den Brustkorb. Wir schocken insgesamt sechsmal, das Amiodaron hat mittlerweile die Höchstdosis erreicht.

Ralle klebt geistesgegenwärtig eine 12-Kanal-EKG-Ableitung, Markus sitzt vorbereitet mit dem Ultraschall daneben.

»Bleib bei mir!«, schreie ich den Patienten an. »Streng dich an!« Hier haben wir eine Chance, und ich bin nicht bereit aufzugeben.

Laut gehe ich reversible Gründe durch, die zu einer Reanimation führen können. Diese gilt es, wenn möglich zu identifizieren und zu behandeln, damit der Patient überleben kann – also, was könnte ich akut noch tun? Was ist sein Problem?

Hypoxie – also Sauerstoffunterversorgung? Erledigt, Patient ist beatmet. Und das ausreichend.

Hypovolämie, also Volumenmangel, zum Beispiel bei einer Blutung: Liegt nicht vor.

Hypo- oder Hyperthermie? Nein, die Temperatur ist 35 °C, das kann nicht die Ursache sein.

Hypo- oder Hyperkaliämie? Das Kalium kann ich hier vor Ort nicht beurteilen, dazu brauche ich die Laborwerte. Finde aber auch keine Hinweise darauf.

Herzbeuteltamponade: Flüssigkeit im Herzbeutel drückt auf das Herz und kann zum Herzkreislaufstillstand führen. Ich schaue zu meinem Kollegen: »Markus? Ultraschall?« – »Alles fein. Kein Perikarderguss!«

Könnte eine Intoxikation vorliegen? Vergiftung? Im Autohaus? Ich denke nicht.

Thrombembolie könnte sein, Halsvenen sind aber nicht gestaut.

Spannungspneumothorax: ausgeschlossen. Beidseitige Atemgeräusche und auch im Sono kein Hinweis.

Scheint alles nicht das Problem zu sein, also weitersuchen. Was ist die Ursache? Ich hoffe auf einen wiederkehrenden Kreislauf, um ein EKG schreiben und ein Ultraschall vom Herzen machen zu können.

»Gib dir Mühe! Du musst jetzt mithelfen!«, brülle ich den Mann am Boden an. Mehr kann ich gerade nicht tun. Und da! Nach dem sechsten Schock reanimieren wir noch zwei Minuten weiter und endlich …! Herzaktion! Puls tastbar! Das Ergebnis von elendig langen 60 Minuten. EIN PULS!

»EKG, Ralle, schnell!« Markus macht den Ultraschall und konstatiert laut: »Hochgradig eingeschränkte Pumpfunktion, Vorderwand steht.«

»Hebung in I, aVL und V1 bis V4!«, rufe ich, als ich den Monitor einsehe. »ST Hebungsinfarkt!«

In solchen Momenten sind Abkürzungen ein Segen. Man muss nicht viel reden, alle verstehen sie, jeder weiß, was gemeint ist.

Markus klemmt sich ans Telefon. »Ich suche den nächsten freien Kathetertisch, sorg' du dafür, dass er es bis dahin schafft!« Und das werde ich. Du bleibst schön hier, mein Freund! »Wie heißt er noch mal?« »Karl-Heinz!«, ruft die Kollegin vom RTW. »Gut, Karl-Heinz, jetzt bist du dran!« Komm, denke ich, hilf mir, arbeite mit! Ich geb dir jetzt etwas, was dir hilft. Medikamente nämlich, und offenbar hat mein neuer Kollege meine Gedanken gelesen. Und während ich »Aspirin und Heparin aufziehen!« rufe, ist Ralle schon dabei. »Läuft.«

Mittlerweile ist auch unser Pilot Marc dazugekommen. »Wollt ihr ihn fliegen?«

»Wir müssen schauen, wohin«, antworte ich. »Markus ist am Telefon. Mir ist fahren lieber!«

Denn hier gibt es in der Luftrettung ein Problem. Es ist eng im Hubschrauber. Wir können auch nicht mal eben rechts ranfliegen und wiederbeleben, oder was auch immer mit oder am Patienten machen. Is' nich'. Hier muss der Patient für den Transport zumindest so stabil sein, dass ich davon ausgehen kann, auf dem Weg ins Krankenhaus nicht viel manipulieren zu müssen. Und Karl-Heinz hier … Ich trau dem Braten nicht so recht. »Ich würde gern fahren, ich hoffe auf einen Platz in der Nähe.«

Wir sind alle nassgeschwitzt. Aber voller Hoffnung. Die Situation scheint stabil. Nach fast 60 Minuten Herzkreislaufstillstand. Wir haben die Ursache: ein Myokardinfarkt. Also Herzinfarkt.

Wir haben ihn zurück. Zumindest für den Moment.

Mehr können wir nicht machen. Er muss schnellstmöglich in eine Kardiologie zur Untersuchung. Also eigentlich sofort! Aber noch haben wir keinen Platz in einem Krankenhaus.

Ein Einsatz beginnt immer in einem geordneten Chaos, das auf Außenstehende mitunter sicher befremdlich wirkt. Laute Anweisungen und Stakkatoinformationen, die hin und her fliegen; Adrenalin, das einerseits in uns ausgestoßen wird und wir andererseits dem Patienten verabreichen, was auf beiden Seiten seine Wirkung entfaltet. Kontrollierte Hektik. Bis sich alles sortiert hat. Dann wird es langsam ruhiger. Der Patient ist einigermaßen stabil. Jetzt habe ich Zeit, mich umzusehen. Ich erblicke Markus durch die Scheibe im Nebenraum auf- und ablaufen. Wie ein Tiger. Auflegen, abheben. Reden. Er sieht ziemlich verzweifelt aus. In unmittelbarer Nähe zu ihm sehe ich ein paar Menschen zusammenstehen, und ich beschließe, mal zu ihnen zu gehen. Sie machen sich wahrscheinlich alle höllisch Sorgen und wissen nicht, was mit dem Mann los ist. Ob er überhaupt noch lebt. Ich stelle mich kurz vor und schaue in fünf betretene Augenpaare. Die Inhaber des Autohauses sind dabei, eine Auszubildende, eine weitere junge Dame, die etwas abseits steht, und ein Herr mittleren Alters, der sichtlich aufgelöst ist.

»Gehören Sie zu ihm?«, frage ich ihn und zeige rüber in den Raum, in dem unser Patient liegt.

»Ich bin sein Arbeitskollege … sein Freund … Ich kenne Karl-Heinz schon ewig. Ich saß daneben als er … Ist er tot?« Ihm laufen die Tränen übers Gesicht. »Ich habe gedrückt, ich wusste nicht, was ich …«

Ich lege meine Hand auf seine Schulter. »Bleiben Sie ruhig. Er hat Kreislauf. Er lebt. Sie haben alles richtig gemacht. Wir müssen schauen, ob er sich stabil hält, er muss es bis ins Krankenhaus schaffen, und auch wenn er dort ist, müssen wir weiter hoffen. Die nächsten 72 Stunden sind entscheidend.«

Alle senken den Blick. Es ist mucksmäuschenstill im Raum, nur nebenan hört man die Kollegen rumwuseln, das Beatmungsgerät piepen und Markus, der immer noch am Telefon hängt und einen Platz in einer Kardiologie sucht.

»Sie haben das gut gemacht«, sage ich und schaue in die Runde. Nicht wissend, was sich da eigentlich vor unserem Eintreffen genau ereignet hat. Nur der kurze Bericht des Rettungsdienstlers ist mir im Ohr geblieben. Und das Wort: Ersthelfer. Mehr Zeit bleibt auch aktuell nicht. Mein Teil der Geschichte hat ja erst begonnen, als wir die Kollegen vom Rettungsdienst neben Karl-Heinz kniend angetroffen haben. Was genau davor los war, weiß ich nicht. Die Menschen sind alle so geschockt, dass sie mir auch nicht mehr sagen können. Die junge Frau schüttelt nur den Kopf: »Ich weiß nichts mehr, außer dass irgendwann der Rettungsdienst da war. Das kam mir wie eine Ewigkeit vor«, sagt sie leise. Sie ist vielleicht Anfang 20. Jung, unter Schock, aber so klar und tapfer. Ich möchte sie am liebsten in den Arm nehmen. Und hätte ich gewusst, was in ihr vorgegangen ist, hätte ich das wohl auch getan.

»Ich danke Ihnen von Herzen«, sage ich und merke, wie auch mich die Situation emotional anfasst. Denn sie alle haben wohl den Ernst der Lage richtig erkannt und den

Notruf angerufen. Zu diesem Zeitpunkt weiß ich nur eins: Bis hierher hat alles super funktioniert. Aber noch ist unser Patient nicht über'n Berg.

»Ich habe einen Platz in Wittlich!«, ruft Markus und unterbricht unser Gespräch. Ich verabschiede mich schnell und sprinte wieder rüber. Darauf haben alle gewartet.

»Dann legen wir los, wir müssen uns beeilen!«

»Marc, du musst allein zurückfliegen, wir nehmen den RTW!«, rufe ich ihm zu. Karl-Heinz wird in den RTW verbracht, er ist stabil unter Beatmung und Narkose und hat kreislaufunterstützende Medikamente bekommen. Der Transport verläuft nach Plan, und nach 20 Minuten Fahrtzeit erreichen wir das Krankenhaus. Keine weiteren Komplikationen. Gott sei Dank. Wir fahren direkt durch. Bis ins Herzkatheterlabor. Die Mannschaft steht schon bereit und wartet geduldig. Kardiologie und Anästhesie arbeiten Hand in Hand. Es erfolgt eine schnelle Übergabe, und während ich vor der Türe noch den Einsatz dokumentiere, ist die Leiste des Patienten bereits punktiert und Kontrastmittel fließt in die Herzkranzgefäße. Wir sind hier fertig. Mehr können wir nicht tun, und so machen wir uns wieder auf den Weg zur Helikopter-Basis.

Draußen ist es mittlerweile dunkel geworden. Ralle und ich gehen nachdenklich zurück zum Hangar. Markus ist vorgelaufen, und auch Marc wartet schon. Er reicht mir einen Macchiato. Zwar nicht so schön schaumig wie der von Ralle, aber der beste des Tages. »Ich hoffe, er schafft es«, sage ich leise. »Besser hätte es nicht laufen können.«

Markus schaut mich an. »So gesehen auf jeden Fall! Aber ich muss dir ja nicht erzählen, wie das ausgehen kann. Mehr als 60 Minuten Wiederbelebung. Und wir wissen nicht wirklich, was vorher war, was passiert ist, bevor wir eingetroffen sind.«

»Ja, aber ich wünsche mir so sehr, dass alles gut wird.« Das tun wir alle. Immer wieder. Nach jedem Einsatz. Und oft werden wir enttäuscht.

»Ich hätte mir für dich zwar mehr Einsätze gewünscht«, lächelt Ralle mich an, »aber der Einsatz hatte es auf jeden Fall in sich. Da wurden wir tatsächlich gebraucht.«

Da hat er recht, und ich habe einen Eindruck bekommen, wie es so ist als fliegende Notärztin. So hatte ich mir das vorgestellt. Einsätze, die den Zusatz »Not« tatsächlich verdienen. Ja, ich bin mir sicher, dass die Luftrettung eine weitere neue Aufgabe ist, die ich lieben werde – von ganzem Herzen.

»Ach, weißt du«, antworte ich, »lieber nur einen Einsatz, bei dem wir wirklich helfen konnten. Das ist tausendmal besser als sinnlose, oder solche Fälle, bei denen man nicht mehr helfen kann. Und ich finde es super hier bei euch.

»Morgen geht's ja weiter.«

»Dann bring ich neue Hafermilch mit, die ist nämlich leer, ich hab nix mehr zum Aufschäumen.«

Ralle zwinkert mir zu. Wir lachen.

»Ich werde mich gleich noch erkundigen, wie es Karl-Heinz geht«, versichert mir Markus. »Vielleicht gibt's schon Neuigkeiten.«

»Danke«, erwidere ich. »Und weißt du, in zehn Tagen ist Weihnachten. Ist das nicht die perfekte Zeit für das Wunder von Wittlich?« Wir schauen uns an. Und ich bin sicher, dass wir alle, Markus, Ralle, Marc und ich in diesem Moment dasselbe dachten: Warum nicht ausnahmsweise mal ein echtes Wunder …

Zu diesem Zeitpunkt hatte das Wunder bereits begonnen. Aber das konnten wir nicht ahnen. Und dass wir an diesem Tag echten Helden begegnet waren, ebenfalls nicht.

Warum? Weil wir meistens nur eine Seite einer Geschichte kennen. Alles hat aber zwei Seiten. Nur kenne ich oft eben nur meine Version. Und wenn mein Einsatz vorbei ist, erfahre ich in den seltensten Fällen, welche Rolle andere Beteiligte gespielt haben. In diesem Fall aber durfte ich die andere Seite kennenlernen. Die gleiche Geschichte, aber aus einer anderen Perspektive. Auch das lehrt mich dieses Erlebnis: Wenn sich die Sicht auf etwas ändert, kann das ungeheuer bereichernd sein.

Denn das Wunder von Wittlich ist nicht nur ein medizinisches, es ist auch eine großartige Heldengeschichte.

Von diesen Helden und Heldinnen, die schon lange bevor wir eintrafen, Mut und Tapferkeit bewiesen haben, erzähle ich euch später. Ja, das gibt es alles: Träume, die wahr werden. Wunder, die geschehen. Und echte Helden …

HALLO, ICH BIN EIN NOTFALL!

Auf dem Melder steht: Brustschmerzen. Das ist der Notfall, bei dem ich an die Leute eindringlich appelliere, die 112 zu wählen. Aber offenbar hatte der Anrufer ein klitzekleines Detail, sagen wir mal: verschwiegen. Wir sausen also in Windeseile zu den Autos, NEF und RTW starten in dem Fall gemeinsam von der Wache, mit Blaulicht und Martinshorn quer durch die Stadt, über rote Ampeln, Zebrastreifen, Kreuzungen. Trotzen jeder Gefahr, denn es geht ja um Leben und Tod. Wir haben es bis zur Zieladresse geschafft, biegen um die Ecke und werden schon erwartet. Aber anders, als wir das jetzt vermutet haben. Da steht ein Mann. Also eigentlich sitzt er gemütlich rauchend verkehrt herum auf seinem Rollator.

»Das kann ja wohl nicht der Patient sein«, rutscht es Robin ungläubig raus. Ich setze noch ein »Kneif mich mal« obendrauf. Und als ich die gesamte Szenerie erfasse und einen Koffer am Straßenrand erspähe, kann ich Robin die Antwort geben: »Ich befürchte schon.«

Wir steigen aus. Also nicht nur wir, sondern auch die Jungs vom RTW, die ja direkt hinter uns sind.

»Guten Tag, sind Sie der Patient?«, frage ich freundlich, immer noch hoffnungsvoll, ein NEIN zu hören.

»Ja, hallo, guten Tag. Ja, ich bin der Patient, Buschkowski. Günter. Ich hatte angerufen.«

»Äh, weswegen?«, frage ich etwas irritiert. Irritiert ist Herr Buschkowski auch gerade, denn der Wind hat seine Zigarette ausgeblasen.

»Haben Sie Feuer?«

»Ne, ich hab gleich Feierabend«, rutscht es einem der RTW-Jungs raus. Und der Unterton ist nicht zu überhören. Die größte Not scheint gerade das fehlende Feuerzeug zu sein.

»Noch mal für mich, Herr Buschkowski, Holzner mein Name«, sage ich. Allein, dass wir uns hier so nett auf der Straße und nicht in der Wohnung treffen, ist ja schon der Knaller. Hat irgendwie was von Bushaltestelle. Nur, dass wir nicht der Bus sind und Herr Buschkowski trotzdem glaubt, statt Fahrticket die Krankenkassenkarte zücken zu können. »Ich bin die Notärztin, und die Kollegen sind vom Rettungswagen. Wir stehen also mit zwei Einsatzfahrzeugen nach wilder Blaulichtfahrt bei Ihnen VOR der Tür, um genau was zu tun? Beim Rauchen zuschauen ja wohl nicht.« Doch Herr Buschkowski bleibt gelassen. Ich reiße mich zusammen und zeige auf seinen Koffer: »Sie haben ja auch schon gepackt. Also was genau ist das Problem?«

»Brustschmerzen!«, ruft er bestimmt und zieht an seiner Zigarette. Die allerdings immer noch aus ist. Blödes Ding!

»Äh, und die haben Sie gerade erst? Und wie sind die Brustschmerzen? Stechend, drückend, im Intervall? Durchgehend?«

»Ach wat, die sind seit 'nem halben Jahr. Kommen und gehen. Ich war beim Hausarzt und der hat mir 'ne Einweisung geschrieben für die Kardiologie. Ich soll das mal abchecken.«

»Aha. Eine Einweisung. Kann ich die mal sehen?« Günter ist bestens vorbereitet.

»Klar.« Er reicht mir den gelben Zettel. Tatsächlich. Instabile AP, also Angina pectoris, Brustenge, seit Monaten, Abklärung erbeten.

»Hier, schwarz auf weiß«, ich reiche Robin das Schriftstück.

»Die Einweisung ist von vor drei Wochen!«, ruft er, »warum haben Sie denn ausgerechnet genau heute angerufen und vor allem die 112, so dass wir hier mit Blaulicht angefahren kommen? Haben Sie denn dem Leitstellendisponenten nichts von der Einweisung erzählt? Das wäre was für den Krankentransport. Sie hätten auch mit dem Taxi ins Krankenhaus fahren können! Stattdessen stehen hier vier hochqualifizierte Menschen in Neonklamotten und schauen Ihnen beim Rauchen zu!«

SO kenne ich Robin gar nicht. Aber wo er recht hat, hat er recht. Doch auch Herr Buschkowski ist richtig genervt. »Ich wollte eben nicht auf den Krankentransport oder einen Termin warten, und im Krankenhaus habe ich keinen erreicht. Und ich habe ja nicht gelogen, als der … der Typ am Telefon mich nach meinen Beschwerden gefragt hat!! Mein Hausarzt hat gesagt, ich soll ins Krankenhaus.«

Robins Zündschnur wird immer kürzer. Gut, dass Günter sein Feuerzeug noch nicht gefunden hat. »Aber doch nicht so! Wir sind doch kein Taxiunternehmen!!! Und auch nicht der Bus, auf den Sie scheinbar warten! Ich fass es einfach nicht«, platzt es aus ihm raus. »Wir riskieren hier Kopf und Kragen, und der Herr sitzt auf gepackten Koffern rauchend auf dem Bürgersteig.«

Leute, ihr müsst euch das Szenario mal vorstellen: Blaulicht, Rettungsdienst, Notärztin, Herr Buschkowski mit Rollator, Kippe und Koffer. Und ringsum hängt die Nachbarschaft schon in den Fenstern. Endlich mal was los.

»Guckma, der olle Buschkowski, wathatterdenn?« – »Kein Wunder, der qualmt ja auch wie'n Schlot!« Im Film lustig, hier nicht. Und unser »Notfall« kriegt allmählich richtig schlechte Laune.

»Sie nehmen mich jetzt mit!« Herr Buschkowski wird ungehalten. »Sie sind jetzt da, Sie müssen mich jetzt mitnehmen.«

Bevor Robin dem gemütlichen Kettenraucher an den Kragen geht (was er natürlich nicht tut), schiebe ich mich mal vorsorglich dazwischen. Wir müssen unserem Publikum ja nicht mehr Drama bieten als unbedingt nötig.

»Ich muss gar nichts«, sage ich freundlich. »Ich müsste Ihnen wohl eher diesen Einsatz in Rechnung stellen. Eine Krankenkassenkarte ist keine Kreditkarte.«

»Wat?« Herr Buschkowski schnippt unwirsch seine kalte Kippe durch die Luft. »Ich muss hier gar nichts bezahlen!«

Beim Geld hört die Freundschaft bekanntlich auf, deshalb versuche ich es mal mit der Gewissensnummer. »Ist Ihnen klar, dass solange wir hier mit Ihnen diskutieren, kein Notarzt im Stadtgebiet verfügbar ist? Es gibt eben nicht ohne Ende Rettungsfahrzeuge und Rettungsdienstpersonal.«

Wertvolle Informationen zum Rettungswesen gibt es bei uns sogar noch gratis obendrauf. Aber da beißen wir hier auf Granit. Interessiert den Günter nicht die Bohne. Und vielleicht war mein Erklärungsversuch auch einfach zu theoretisch. Ich versuch's mal plastischer: »Während wir hier mit Ihnen diskutieren, könnte anderswo ein Mensch verbluten.«

Herr Buschkowski guckt mich an, als wäre ich nicht ganz dicht. »Sie nehmen mich jetzt mit!«

»Falsch, ich rufe Ihnen jetzt einen Krankentransport, das kann aber bis zu zwei Stunden dauern.«

Der Krankentransport (oder die Krankenbeförderung) ist eine Leistung der gesetzlichen Krankenversicherung. Auch dafür haben wir ein Gesetz (Landesrettungsdienstgesetz). Krankentransport heißt: notwendige Fahrt, weil medizinisch notwendig, also zum Arzt oder ins Krankenhaus. Heißt aber auch: NICHT akut verletzt oder erkrankt. Hier mal ein paar Kriterien, die für einen Transport gegeben sein sollten:

Patient ist verwirrt oder desorientiert: Trifft auf Herrn Buschkowski nicht zu.

Benötigt er psychologische Betreuung? Nein.

Hat er eine infektiöse und damit anzeigepflichtige Erkrankung? Nicht, dass wir wüssten.

Und Risikoschwangerschaft und kurz bevorstehende Niederkunft scheiden ja wohl auch aus.

Bleibt zu guter Letzt: Der Patient ist eingeschränkt gehfähig. Somit würde seine Krankenversicherung die Transportkosten natürlich übernehmen. Für einen Krankentransport. Nicht eine wilde Blaulichtfahrt.

So, Fall erledigt? Denkste! Nun läuft Herr Buschkowski zur Höchstform auf und greift sich theatralisch an die Brust. Jetzt kriegt die Nachbarschaft richtig was geboten.

»Ach herrje …, dann habe ich jetzt aber gaaaaanz schlimme Brustschmerzen!«

Ich denke, ich höre nicht richtig.

»Was haben Sie?«

»Schlimme Brustschmerzen. Mit Ausstrahlung in den linken Arm«, grinst er siegessicher. Wohl wissend, dass ich so keine andere Wahl habe. Der Typ ist zwar ein verdammt schlechter Schauspieler, aber offenbar gut informiert. Bei Schilderung dieser Symptome kann ich ihn nicht am Straßenrand stehenlassen. Darf ich nicht. Und ich darf mir übrigens auch nicht vorstellen, dass es gerade irgendwo einen Menschen gibt, der in Lebensgefahr ist und unsere Hilfe braucht.

Also Zähne zusammenbeißen und Job erledigen, denke ich. Und nicht nur ich. Robin traue ich mich gerade gar nicht anzusehen. »Gut, reinkommen!« Höflicher schaffe ich es nicht.

Herr Buschkowski wird in den RTW gebracht, wir machen ein EKG und messen Blutdruck. Alles halb so wild, war ja klar.

»Wir bringen Sie jetzt in die Notaufnahme.« Er lächelt zufrieden. »Ich brauch noch meinen Koffer!«

Robin zieht eine Augenbraue hoch. »Na klar, Meister, sonst noch einen Wunsch?«, knurrt er und schleppt das Zeug in den Wagen.

»So, Herr Buschkowki, ich bin dann weg. Es reicht schon, dass Sie einen Rettungswagen unnötig besetzen, da brauchen Sie nicht noch eine persönliche Notärztin als Begleitservice.«

Ich drehe mich zu Robin um: »Und Blaulicht braucht er auch nicht. Fahrt mal ganz normal.«

Ja, im Zweifel hat der Patient immer recht und sagt die Wahrheit. Weil ich eine Garantenstellung habe, also rechtlich zum Tätigwerden verpflichtet bin und bei akuten Brustschmerzen reagieren muss.

Eins möchte ich hier mal grundsätzlich loswerden: Ich meckere nicht gerne. Ich motze auch nicht dauernd rum. Im Gegenteil, ich bin ein positiver und fröhlicher Mensch. Und ich glaube auch nicht, dass die meisten Leute in böswilliger Absicht die Rettung anrufen, obwohl sie wissen, dass man die kleine Beule auch mit einem Kühlpad prima alleine in den Griff bekommt. Viele handeln, einfach ohne sich weiter groß Gedanken zu machen, oder sie wissen es nicht besser. Deshalb möchte ich aufklären und mit meinen Erfahrungen aus dem Notfallalltag zum besseren Verständnis beitragen – und am Ende haben dann alle was davon: Wir und ihr. Fangen wir mal in Sachen Notfall ganz vorne an:

Habt ihr euch mal Gedanken über so einen Rettungswagen im Einsatz gemacht, den ihr wahrscheinlich in eurem Alltag ziemlich oft seht und vor allem zuerst hört? Wenn ihr mit dem Auto, Moped oder Fahrrad rechts ranfahren müsst, um ihn vorbeizulassen (Stichwort Rettungsgasse). Ich will euch so eine Fahrt durch die Innenstadt mal aus meiner Sicht schildern.

Wenn ein Notruf bei der 112 eingeht, fahren wir natürlich mit Sonderrechten, also Blaulicht und Martinshorn. Warum? Weil im Notfall jede Sekunde zählt. Und was viele vergessen: Fahren wir mit Sonderrechten, sind wir per se schon mal eine Gefahr. Für uns selbst und andere, denn wer bei Rot über die Kreuzung fährt, der muss natürlich zwangsläufig das Risiko in Kauf nehmen, dass es zu Unfällen kommen kann. Also es ist mitnichten so, dass, nur weil es blau auf dem Dach blinkt oder Tatütata durch den Nebel schallt, jegliche Verkehrsregeln außer Kraft treten.

In der Straßenverkehrsordnung gibt es dazu einen eigenen Paragraphen (Sonderrechte für den Rettungsdienst), der uns von den Straßenverkehrsregeln befreit, wenn höchste Eile geboten ist, um Menschenleben zu retten oder schwere gesundheitliche Schäden abzuwenden sind. Und nur dann dürfen wir Blaulicht und Einsatzhorn einsetzen. Nicht zum Pizzaholen. Für alle anderen Verkehrsteilnehmer heißt das: Platz machen! Freie Bahn für uns. Klappt leider auch nicht immer. Obwohl es ebenfalls im Gesetz verankert ist. Man sollte nicht vergessen, dass so ein heranbrausendes Fahrzeug (ob Polizei, Feuerwehr oder RTW) mit Blaulicht und Getöse immer für alle Verkehrsteilnehmer eine Stresssituation bedeutet. Auch für uns. Und diese Sonderrechte verwandeln unsere Fahrer und Fahrerinnen auch nicht automatisch in einen tollkühnen James Bond. Wir müssen eine Kreuzung, eine rote Ampel trotzdem mit Umsicht langsam überqueren, wir sind mit schuld bei Unfällen, und tatsächlich setzen wir uns einer besonderen Gefahr aus, wenn wir mit Sonderrechten rausfahren. Das ist das eine. Das andere wichtige Thema, wenn es um Notfälle geht: die Verfügbarkeit der Rettungsmittel. Zahlenmäßig müsst ihr euch das so vorstellen: Eine Stadt wie zum Beispiel Mülheim an der Ruhr hat 180 000 Einwohner und zwei NEFs, also Notarzteinsatzfahrzeuge. Die Stadt Essen hat eine Million Einwohner und sieben NEFs. Das ist okay, aber nicht üppig. Wenn für ein Stadtgebiet je nach Größe zum Beispiel zwei NEFs zur Verfügung stehen und beide sind im Einsatz (egal, ob tatsächlich Notfall oder nicht), ist das Stadtgebiet »blank«. Das bedeutet, wenn dein Kind vom Auto angefahren wird, kommt die Notärztin gegebenenfalls aus der Nachbarstadt, hat also eine deutlich längere Anfahrt. Und kommt vielleicht sogar zu spät. Es kann also durchaus sein, dass ein Notarzt in irgendeinem Wohnzimmer wegen eines Pickels am Po steht, während am anderen Ende der Stadt der echte Notfall verstirbt. Es ist nämlich nicht so, dass es einen riesigen Fuhrpark an Rettungswagen und Noteinsatzfahrzeugen gibt. Auf der Wache sitzen auch nicht Dutzende Notärzte und -ärztinnen rum und ziehen Streichhölzer, wer als Nächstes raus darf. Langer Rede kurzer Sinn: Wir haben ein super System, aber wir dürfen es nicht ausnutzen.

Und deshalb die schlechte Nachricht: Es passiert aber immer wieder. Weil es eben die Egoisten, die Empathielosen gibt, die wie Dampframmen mit ihren ausgefahrenen Ellenbogen (oder ausgestrecktem Mittelfinger) durchs Leben gehen. Die nicht nachdenken oder denen Werte, Regeln und Gesetze scheißegal sind. Und die machen mich und viele andere fertig! Weil es auf Kosten anderer geht. Vielleicht sogar um deren Leben.

Es gibt also tatsächlich immer wieder Situationen, wo ich mit offenem Mund dastehe und meinen NEF-Fahrer bitte, mich mal zu kneifen – nur zur Sicherheit. So wie in dem anschaulichen Beispiel von Herrn Buschkowski beschrieben. Er gehört zur Kategorie »Der dreiste Schauspieler«. Gewisse Dinge haben dann nämlich mit Unwissenheit oder Gedankenlosigkeit nicht mehr viel zu tun, sondern sind einfach nur frech, unverschämt und dreist.

Immer mehr Patienten wissen, wie sie uns reinlegen können. Und wir müssen es dann ausbaden. Oder im schlimmsten Fall andere Menschen, denen wir nicht helfen können, weil wir eben nicht auf mehreren Hochzeiten gleichzeitig tanzen können. In anderen Ländern würde man sich über ein System freuen, bei dem sofort Hilfe naht, das ist nämlich keineswegs selbstverständlich auf dieser Welt. Hier werden wir stellenweise für Taxifahrten missbraucht. Und das vorsätzlich und ohne schlechtes Gewissen.

Nicht falsch verstehen: Die meisten Patienten und Patientinnen rufen uns, weil sie wirklich Hilfe benötigen. Oder viele (eine wirklich große Anzahl) rufen uns NICHT, OBWOHL sie Hilfe benötigen. Die kommen zu Fuß, weil sie eher zu Hause eingehen würden, als den Rettungsdienst zu rufen (das sind meist die rüstigen Pensionäre, die sich mit der Hausapotheke bestens auskennen). Und wenn die kommen, nach einem 20-Minuten-Marsch, am besten noch gestützt vom Enkel, dann begrüßen die uns mit den Worten: »Ich wollte hier gar nicht hin!«

Notiz an alle, die in der Notaufnahme arbeiten: Die können direkt durch, am besten in den Schockraum, denn das sind die Patienten und Patientinnen, die tatsächlich krank sind. Sie verstecken es einfach nur zu gut. Man will ja keinem zur Last fallen. Aber es gibt eben auch die anderen.

Kommen wir zu einem weiteren, ebenfalls nicht zu vernachlässigenden Phänomen in der Notaufnahme. »Wenn ich mit dem Rettungsdienst eingeliefert werde, komme ich schneller dran«, denken einige ganz Schlaue. Es ist mir ein besonderes Anliegen das hier mal klarzustellen: NEIN! Dieses Gerücht hält sich hartnäckig. Ich kann euch aber versichern, der Chauffeurdienst, für den mittlerweile viele den Rettungsdienst halten, ist weder eine Serviceleistung noch ein Garant, beim Mittagessen wieder zu Hause zu sein. Ganz im Gegenteil. Ihr werdet teils noch kritischer beurteilt, denn wir wissen mittlerweile um das Phänomen, dass doch einige Menschen das Einlesen der Krankenkassenkarte als die günstigere Variante ansehen, bevor sie ein Taxi bezahlen müssen.

Wer also fröhlich winkend in die Notaufnahme geschoben wird, muss dann doch mit der ein oder anderen Nachfrage rechnen.

Notiz an mich und an alle Leserinnen und Leser: Wer winken und fröhlich rufen kann »Hallo, ich bin ein Notfall«, ist nicht wirklich einer. Wer schreit »Ich bekomme keine Luft«, bekommt welche, sonst könnte er nicht schreien. Wer noch Energie hat, sich zu beschweren oder Schlagzeug an der Wartezimmertür zu spielen, benötigt nicht unsere Hilfe. Zumindest nicht unmittelbar.

Wenn es einem schlechtgeht, man sich beim Kochen geschnitten hat und es blutet oder man im Bad ausgerutscht und aufs Knie gefallen ist, ja, das kann jeder als Notfall empfinden – aber wenn wir mal ganz nüchtern an die Sache rangehen, gibt es objektivierbare Kriterien, wann jemand WIRKLICH ein Notfall ist. Und das bezieht sich auch auf den Rettungsdienst. Die 112 ist nämlich als Notrufnummer auch als solche zu verstehen: Sie wird im Notfall angerufen.

Brustschmerzen, Luftnot, neurologische Auffälligkeiten wie zum Beispiel Lähmungen in den Extremitäten oder Schwindel: bitte die 112 anrufen. Wenn euer Angehöriger nicht mehr antwortet und ihr ihn nicht mehr wach bekommt: 112.

Die Geschichte fängt ziemlich harmlos an. (Nimmt dann aber eine krasse Wendung! Ihr werdet staunen!) Ein junges Mädchen meldet sich am Empfang der Notaufnahme: »Ich habe wahnsinnige Kopfschmerzen!« Unsere Neurologin, ich muss tatsächlich sagen, wohl eine der Besten ihres Fachs, eine echte »Notfallneurologin« schaut sich wirklich JEDEN Patienten mit Kopfschmerzen vorne beim Einlesen der Krankenkassenkarte an, da gerade Kopfschmerzen so mannigfaltig und auch teilweise wirklich ein Notfall sein können. Hirndruck, Blutung, Hirnhautentzündung, alles absolute Notfälle, die sofort therapiert werden müssen. Der typische Kopfschmerz hingegen, Migräne, Clusterkopfschmerz, Verspannung: mitunter wirklich unangenehm für den Patienten, aber nicht lebensbedrohlich und somit ist man dann an der Reihe, wenn Zeit dafür ist.

Jedenfalls wissen die Schwestern oder Pfleger schon, dass sie beim Leitsymptom Kopfschmerz die Neurologin anrufen, bevor sie die Patientin ins Wartezimmer setzen. So auch in diesem Fall.

Das junge Mädchen, Isabell, kommt an diesem Mittwochvormittag in ihrer Frühstückspause vom Berufskolleg zu uns mit »unerträglichen Kopfschmerzen«.

Da sie bei uns in der Neurologie eine bekannte Migränepatientin ist, die wir schon öfter behandelt haben, dachte sie sich wohl, den schnelleren Weg über die Neurologin in der Notaufnahme nehmen zu können, weil Hausarzt zwar offen, aber Notaufnahme näher. Gut, Versuch macht klug.

Kopfschmerzen können tatsächlich unerträglich sein. Und ja, wir erkennen, wann jemand unter starken Schmerzen leidet oder es unter Ibuprofen noch ein Weilchen aushalten kann. Die Tablette gibt's nämlich dann direkt beim

Check-in dazu. Wir sind ja fürsorglich und wollen nicht, dass jemand mit fürchterlichen Kopfschmerzen zwei Stunden im Wartezimmer sitzt. Dagegen kann man ja etwas tun. Nichts tun können wir allerdings, wenn Schlaganfälle und Herzinfarkte die Wartezeit einer Kopfschmerzpatientin verlängern.

Meine Neurologie-Kollegin Nesrin erhält also den Anruf von Bjarne, der sitzt nämlich heute vorne am Empfang, ist also für die Triage zuständig, der Einteilung nach Dringlichkeit. Nesrin biegt um die Ecke und schaut sich Isabell mit dem Leitsymptom Kopfschmerz an. Zwei, drei Fragen (wie stark? seit wann? Auslöser?), eine Ibuprofen dazu und die Entscheidung ist klar: weder lebensbedrohlich noch akut zu therapieren. »Bitte nehmen Sie im Wartezimmer Platz, wir rufen Sie auf.«

Nesrin seufzt. »Ich verstehe echt nicht, wieso man dafür nicht zum Hausarzt gehen kann«, höre ich sie mehr zu sich selbst sprechen, als sie an mir vorbeiläuft. Wir geben uns 'ne Ghettofaust, und ich kommentiere mit »das frage ich mich bei jedem zweitem Patienten hier auch«.

Natürlich können einem schwere, unerträgliche Kopfschmerzen Sorge bereiten, und der Weg führt schnurstracks in die Notaufnahme, weil man Schlimmeres befürchtet. Isabell kennt aber ihre Kopfschmerzen (Migräne!). Und wir übrigens aus der Krankenakte auch. Sie weiß, dass es nicht lebensbedrohlich ist. Das Gleiche gilt für Kopfschmerzen nach einem Saufgelage. Da könnt ihr ziemlich sicher sein, dass ihr nicht sterben werdet. Auch wenn es sich so anfühlt. Habt ihr aber zum Beispiel einen heftigen Stoß gegen den Kopf bekommen und deswegen tut der Schädel weh: Bitte sofort kommen! Oder auch der sogenannte Vernichtungskopfschmerz. Also UNERTRÄGLICHE Kopfschmerzen, die plötzlich in Sekundenschnelle aus dem Nichts auftreten und man das Gefühl hat, der Schädel zerspringt: Unbedingt kommen!

Zurück zu unserer Migränepatientin. Bjarne weist Isabell also den Weg Richtung Wartezimmer, was die schon mit einem extrem genervten »Oh nee, ne?« quittiert. Doch.

Ja, es gibt diese Tage, da weiß man, warum die Notaufnahme NOTaufnahme heißt, denn es kommt einer nach dem anderen. Und heute scheint Neurologietag zu sein. Ständig geht der Schockraumalarm, ohne dass mein Telefon klingelt, das heißt, hier geht es um das Alarmbild V.a. Stroke, also Verdacht auf Schlaganfall. Fast im Viertelstundentakt schleust Nesrin Patienten von der RTW-Trage direkt auf den CT-Tisch. Schlaganfall, Blutung, Hirndruck, heute haben wir alles im Portfolio.

Ihr könnt euch denken, was das heißt? Richtig. Wir können uns alle nicht aufteilen, und nicht das, was zuerst da war, wird behandelt, sondern der, der am kränksten ist oder am schnellsten sterben könnte. Klingt einfach, verstehen aber viele nicht. So auch Isabell, die mittlerweile schon zwei Stunden wartet und Bjarne alle halbe Stunde daran erinnert, dass sie noch da ist.

»Ich weiß, dass Sie im Wartezimmer sitzen, ich sehe das auf dem Monitor. Aber Frau Dr. Baykhar ist im Schockraum, und das durchgehend. Sie hören ja, was hier los ist. Ständig kommt der Rettungsdienst mit Blaulicht. Bitte kommen Sie jetzt nicht alle 30 Minuten und fragen mich, wann Sie dran sind. Wir rufen Sie auf.«

Isabell nuschelt irgendwas wie »Unverschämtheit« und bewegt sich wieder Richtung Wartezimmer.

Ist jetzt mal Ruhe? Denkste. Da haben wir wohl Isabell und ihren Aktionismus unterschätzt. Oder Einfallsreichtum, wie man's nimmt.

Mittlerweile habe ich Nesrin ein Mini-Snickers in die Kitteltasche gesteckt, damit sie noch etwas durchhält. Heute ist für sie ein echt anstrengender Tag. Wir unterstützen einander, wo wir können, und wenn es nur ein Schokoriegel und ein liebes Wort sind.

Vorgestern hat sie mir ihren Müsliriegel zugesteckt, da war ich nämlich an ihrer Stelle, und ein Herzinfarkt jagte den nächsten. »Es trifft uns alle mal«, grinst sie, rauscht an mir vorbei und steckt sich auf dem kurzen Gang zum Klo das Snickers in den Mund. Ich lächle. Zeitmanagement ist schließlich alles.

Apropos Zeitmanagement: Währenddessen trifft auch schon der nächste RTW ein. Ich beobachte aus der Ferne die Übergabe des Rettungsdienstes an Bjarne und höre Nesrins Telefon schellen. Auf dem Klo. Sie hebt ab. Nicht mal in Ruhe pinkeln kann man. Ich kenn das.

»Kopfschmerzen?« Bin gleich da. »Oh je, schon wieder Kundschaft«, kommentiere ich in Richtung Frauenklo und hinter der geschlossenen Tür zwischen Klamottenrascheln und Betätigen des Spülkastens kann ich ein »Ich halt's nicht aus« erahnen.

Aber jetzt wird es erst richtig gut. Ich sehe Bjarne vorne wild gestikulieren, zum Telefon greifend, fuchtelnd und Kopf schüttelnd. Alles auf einmal. Auch die Rettungsdienstler wirken auf einmal richtig genervt. Was ist passiert? Ich schlendere langsam den Gang entlang, als mich mein Oberarztkollege Sven schnellen Schrittes überholt.

Sven. Schnellen Schrittes? Das gibt es eigentlich nicht.

Sven ist um die 50, hat schon alles gesehen und ist unser Teddybär. Er kann sehr liebevoll, aber auch abgeklärt und manchmal ziemlich aufbrausend sein. Und wenn ich Bjarne fuchtelnd, Sven für seine Verhältnisse »rennend« sehe und das bei einem Patienten, der eigentlich neurologisch ist, kann das nur eins bedeuten: Jetzt gibt's was auf die Ohren! Leute, da muss ich gar nicht kombinieren. Die Sven-Karte wird immer gezogen, wenn, ich möchte es mal so nennen, »disziplinarische Maßnahmen« ergriffen werden müssen …

Also, Auftritt Sven und es schallt geradezu fulminant durch die Notaufnahme: »Was ist das denn schon wieder hier für eine Scheiße!« Ich liebe seine zurückhaltende Art. Jetzt darf ich nichts verpassen.

Bjarne fuchtelt weiter. Mit der AOK-Karte in der Hand. »Ich hab gedacht, ich seh nicht richtig!«

»Und ich hab gedacht, ich höre nicht richtig! Sagen Sie mal, haben Sie eigentlich die Kappe am Brennen?!«

Willkommen im Ruhrgebiet. Wo die Kappe brennt, das Ei wandert und man die Latten nicht mehr alle am Zaun hat. So was gibt's nur hier. Mein Blick geht zur RTW-Trage, irgendwas scheint ja hier absolut schief zu laufen. Und wer liegt da? ISABELL! Unsere junge Migränepatientin spricht eindeutig Svens Sprache, denn ihrem Gesichtsausdruck nach zu urteilen ist sie gelinde gesagt etwas konsterniert. Da wird sie mit dem Rettungswagen in die Notaufnahme gebracht, und dann steht da ein Arzt, der sie fragt, ob sie noch sauber tickt! (An alle Nicht-Ruhrgebietler: Synonym für: Kappe am Brennen.) Ja, wo gibt's denn so was?

Jetzt weiß ich, warum Sven vorne am Empfang steht

(Achtung, Isabell, jetzt zieh dich warm an) und Bjarne aufgeregt fuchtelt. Er kann ihre KV-Karte gar nicht einlesen, denn sie ist ja offiziell noch eingelesen und Madame sitzt laut System im Wartezimmer. Vielleicht wäre sie da besser sitzen geblieben. Das merkt sie jetzt auch. Mit großen Augen liegt sie auf der Trage, und ich habe den Eindruck, sie muss das alles hier gerade erst noch kapieren. Also, warum der Onkel Doktor jetzt eigentlich so wütend ist.

Und das jetzt nur mal am Rande: Deutsche Kliniken und Krankenhäuser sind keine mittelalterlichen Schamanenzelte, bei uns werden Patienten und Patientinnen ordentlich aufgenommen und registriert. Es mag für Außenstehende mitunter in einer Notaufnahme chaotisch anmuten, ist es aber nicht. Wir haben alles im Griff, auch neunmalkluge Patientinnen. Ach, und noch eins: Wir haben Computer. Ist echt wahr.

Und in diesem Wunderwerk der Technik steht, dass eine Isabell Bergmann mit Kopfschmerzen bereits von der Neurologin begutachtet und mit einer Tablette versorgt im Wartezimmer sitzt. Das aber scheint Isabell auf ihrer Festplatte nicht gespeichert zu haben. Stattdessen steht da dieser sehr wütende Mann im ausgeblichenen Kasak in Größe XXL. Ja, Sven ist ziemlich imposant. Okay, er kann manchmal etwas »bott« sein, also herzhaft und rustikal, aber im Kern kann ich seine Aufregung verstehen.

»Jetzt pass mal auf, Mädchen! Willst du mich eigentlich verarschen?« Das ist der Moment, wo ich noch einen Schritt näher komme und versuche zu deeskalieren. (Die *Good Cop, Bad Cop*-Nummer, ihr versteht?) »Äh, entschuldige, du warst schon hier, wieso kommst du jetzt mit dem RTW zurück?«

Isabell liegt übrigens immer noch auf der Trage. Aber jetzt richtet sie sich kämpferisch auf: »Ey, ich saß zwei Stunden im Wartezimmer. Kein Bock mehr! Dann bin ich nach Hause gegangen. Die Kopfschmerzen sind aber immer noch nicht weg! Und da hab ich die 112 angerufen.«

Okay, das hätte sie jetzt nicht sagen sollen. Normalerweise schätze ich es, wenn jemand die Wahrheit sagt und unverblümt zugibt, was er getan hat. Aber hier handelt es sich wohl eher um Dummheit. Sven sollte in diesem Moment besser 'ne Beruhigungstablette einschmeißen. Also bei sich selbst. Manchmal habe ich Angst um ihn, dass er sich in so einer Situation an die Brust fasst und einfach umfällt. Diese ganze Aufregung tut ihm nicht gut.

Mittlerweile blickt fast die ganze Zentrale Notaufnahme Richtung Empfang. Da will keiner was verpassen. Und glücklicherweise kommt gerade kein RTW rein. Außer der mit Isabell.

»Jetzt pass mal auf, Mädchen! Du spinnst doch wohl! Was glaubst du eigentlich, was das hier ist? Die Wohlfahrt? Was glaubst du, was die Jungs vom Rettungsdienst für 'ne Ausbildung haben? Chauffeurdienst? Was ist mit dir nicht in Ordnung? Du hast se doch nich mehr alle!«

Die Frage ist absolut erlaubt: Was genau passiert in den Köpfen dieser Menschen? Sind die dumm, abgezockt oder einfach nur egoistisch? Mittlerweile steht die kauende Nesrin neben mir und reicht mir eine Handvoll Gummibärchen. Kurze Verschnaufpause mit Actioneinlage.

»Fast wie im Kino«, grinst sie. »Wir hätten Popcorn mitnehmen sollen. Nee, das ist sogar besser als jeder Kinofilm.«

Währenddessen fährt Isabell hoch. Oh je, schlechte

Idee. An dieser Stelle können wir alle nur aus Erfahrung sagen: Leg dich nicht mit Sven an!

»Ich hab noch mehr Gummibärchen. Hier. Das lass ich mir nicht entgehen«, flüstert Nesrin, und ich lange noch mal ordentlich zu.

»Ich mir auch nicht«, schmatze ich vor mich hin.

»Was fällt Ihnen ein, mich so anzumachen! Ich dachte, mein Kopf zerspringt und musste Stunden warten. Offenbar kommt man schneller dran, wenn einen der Rettungsdienst bringt. Während ich im Wartezimmer saß, sind alle anderen vor mir drangekommen!«

Ah, daher weht also der Wind. Madame hat gedacht, die ganzen Blaulicht-Patienten kommen nur deswegen schneller dran, weil sie einen professionellen Begleitservice haben. Von Diagnose hat Isabell anscheinend noch nichts gehört. Und dann hat sie diese ultraschlaue Idee gehabt. Nur leider nicht mit Onkel Doktor Sven gerechnet.

»So, jetzt schwillt mir endgültig der Kamm.« Svens Gesicht färbt sich irgendwas zwischen dunkelrot und blau. Nicht, dass wir hier gleich einen echten Notfall haben!

»Das, was du machst, ist Missbrauch von Rettungsmitteln! Während du dich hier lustig durch die Gegend fahren lässt, obwohl du schon HIER warst, wartet vielleicht jemand anders länger, der die Kollegen dringend braucht! Das ist strafbar, was du machst! Und teuer! Den Transportschein unterschreibe ich nämlich nicht! Die lustige Taxifahrt kostet dich jetzt 350 Euro, die zahlst du selbst, dafür sorge ich! Und jetzt beweg deinen Hintern entweder ins Wartezimmer oder nach Hause, aber komm sofort von der Trage runter!«

Aiai, das hat gesessen. Fast habe ich Mitleid mit Isabell. Damit hat sie wohl nicht gerechnet. In den Mienen der Rettungsdienstler erkennt man Respekt und Hochachtung: wortlose *standing ovations*. Chapeau, dass es jemand mal so ausspricht.

Und während Isabell kleinlaut ins Wartezimmer wandert, Nesrin und ich mit offenem Mund die letzten Gummibärchen verzehren, sich Bjarne grinsend auf den Stuhl fallen lässt und die Jungs vom Rettungsdienst Sven auf die Schulter klopfen, muss ich das alles erst mal sacken lassen. Gut, jetzt kennt jeder hier Isabell. Und meinen Kollegen Sven. Ich kann ihn gut verstehen (auch wenn ich vielleicht etwas anders reagiert hätte). Aber so jemand wie Isabell muss kapieren, dass das, was sie tut, kein Kavaliersdelikt ist. Und dann muss man eben auch mal mit ganz großen Buchstaben sprechen. Und diese Buchstaben waren sehr groß.

Der Missbrauch von Notrufen und die Beeinträchtigung von Unfallverhütungs- und Nothilfemitteln ist ein Straftatbestand. Paragraph 145 Strafgesetzbuch. Und das wird mit Freiheitsstrafe bis zu einem Jahr oder mit einer Geldstrafe bestraft. Könnt ihr gerne mal nachlesen: Zum Beispiel beim Bundesministerium der Justiz. Der nächste Punkt sind die Kosten, Sven hat es ja schon angesprochen. Als Ärztin muss ich den Transportschein für die Krankenversicherung unterschreiben, sonst kann die Feuerwehr den Einsatz dort nicht abrechnen. Tue ich es aber nicht, weil (wie bei Isabell) kein medizinisch indizierter Transport vorliegt, wendet sich die Feuerwehr an die Patientin und bittet um Kostenübernahme. Beim RTW sind das 350 Euro, beim NEF 650. So und jetzt geht es los: Der Patient ruft seine Krankenversicherung an und erzählt denen die ganze dramatische Story, und die rufen dann bei uns an. Und was folgt: Formulare, Bürokratie, Schreib- und Zeitaufwand. Für uns Ärzte ist das Ablehnen der Unterschrift auf dem Transportschein nämlich mit einem Papierkrieg verbunden. Das kostet Zeit und Nerven und viele Briefe hin und her mit der Krankenkasse. Da ist eine Unterschrift einfacher. Viel einfacher sogar.

Bei Isabell ist Sven tatsächlich standhaft geblieben, er hat nicht unterschrieben. Und doch hat die Krankenkasse am Ende die Kosten übernommen. Isabell hat nämlich angegeben, dass sie gesundheitlich nicht in der Lage war, zu Hause zu bleiben, und sich ihr Zustand verschlechtert habe. Sie ist also unbeschadet rausgekommen und musste keinen Cent bezahlen. Was ich für ein Unding halte. Aber zumindest eins weiß ich: Den Rettungsdienst ruft die wegen Bagatellen nicht mehr. Ich muss grinsen. Danke, Sven. Madame Neunmalklug ist nach einer Paracetamolinfusion wieder nach Hause gegangen. Rechnet man die ganze Aktion zusammen, hat dieses Hickhack bestimmt mehrere tausend Euro gekostet und davon abgesehen: Es war eine riesige Ressourcenverschwendung.

Für Menschen wie Isabell: NEIN, niemand kommt eher dran, wenn er mit dem RTW kommt. Nein, ihr seid nicht weniger krank, wenn ihr zu Fuß kommt. Aber ihr solltet euch korrekt verhalten. Die Krankenkassenkarte ist keine Visa-Card, die man aus Lust und Laune einsetzt, die Notaufnahme ersetzt keine Hausarztpraxis in der Frühstückspause. Man könnte sich die Haare raufen! Was ist los mit den Leuten? Wir wollen euch doch helfen, wir retten euch, wir versuchen zu heilen und zu lindern! Aber könntet ihr euch im Gegenzug an ein paar Regeln und Gesetze halten? Das wäre der Deal! Danke!

Damit wir uns jetzt alle wieder ein bisschen abregen, habe ich zum Abschluss dieses Kapitels eine Geschichte für euch, die einen dann eher schmunzeln lässt, aber ebenfalls gut in die Kategorie »Hilfe, ich bin ein Notfall« passt.

Interessanterweise liegen die meisten Patienten im Bett, wenn wir eintreffen. Gut, würde man denken, natürlich. Sie können vielleicht nicht stehen oder gehen, haben Schmerzen, und selbstverständlich erwarten die uns nicht freudestrahlend an der Tür. Nein, die meine ich nicht. Wie oft brechen wir Türen auf, weil sich die Person dahinter nicht mal mehr zur Tür bewegen kann. »Hilflose Person« nennen wir so jemanden. Auch die meine ich nicht. Ich meine die hier, nennen wie sie mal Oma Müller.

Frau Müller hat beim Notruf Herzstolpern und Luftnot angegeben, und der Disponent hat sich aufgrund der Anamnese entschieden, mich als Notärztin hinzuschicken.

Wir klingeln an der Haustür und merken, dass diese schon offen steht. Nichts Ungewöhnliches, kommt oft vor, gerade im Notfall. Hier aber gestaltete sich das etwas anders.

»Hallo?« Die Antwort kommt prompt: »Ja, hier oben, im Schlafzimmer!« Nett hier, denke ich und beobachte »meine« Jungs, wie sie in ihren Rettungsdienstoutfits fast königlich die Wendeltreppe zur ersten Etage der doch sehr großzügigen Villa erklimmen. Mit entsprechender Filmmusik wäre das allein schon fast ein Blockbuster. »Wo genau müssen wir denn hin?«, höre ich Robin rufen und bin jetzt schon gespannt, was uns in dem Schlafgemach erwartet.

»Dritte Tür links!«, ruft eine klare Stimme gut hörbar in unsere Richtung. Ich schäme mich schon fast, dass wir mit unseren nicht immer ganz sauberen Einsatzschuhen den beigen Teppichboden dreckig machen, zumindest hinterlassen die Schuhe eindeutige Fußabdrücke. Naja, wir fangen nun wirklich nicht noch an, die Schuhe auszuziehen, wobei ich gestehen muss, auch schon an den Einsatzort gekommen zu sein, wo man uns (Achtung, wir kommen ja im Notfall!) anwies, wie wir wo die Schuhe ausziehen und abstellen müssten und auch nichts berühren sollten. Ja, ist echt wahr. Aber das kommentiere ich jetzt mal nicht weiter.

Hier jedenfalls schaffen wir es bis ins Schlafzimmer und werden freudig erwartet. Von Oma Müller.

Ich suche wieder ein bisschen die versteckten Kameras, denn ich muss jetzt nicht wirklich der Superdetektiv sein, um festzustellen, dass hier irgendeine Stellschraube in der Kausalkette nicht so recht stimmt.

»Haben Sie angerufen?«

»Ja, das habe ich! Ich habe Herzstolpern.«

Vor uns liegt eine super herzliche Oma mit Faltenrock und weißer Strickjacke platt wie eine Flunder inmitten ihres Betts. Ohne Kissen, ohne Decke, die sind nämlich fein säuberlich gefaltet und beiseitegelegt, soll ja nichts schmutzig werden.

Ich wünschte, ihr könntet dieses Bild sehen. Mit geschlossenen Augen, die Arme wie ein Zinnsoldat am Körper und einem leicht verbissenen Gesichtsausdruck, um ja nicht die Augen öffnen zu müssen, sieht sie so aus, als wolle sie tot spielen. Stellt euch vor, man würde einen Nussknacker auf den Rücken schubsen. So liegt sie da, wie meine Kinder, wenn sie versuchen, sich schlafend zu stellen und dann doch grinsen müssen.

»Robin, kneif mich mal.«

»Schon wieder? Hatten wir das nicht letzte Schicht erst bei Herrn Buschkowski? Vielleicht kneifst du besser mal unsere Anruferin.« Das ist nicht nötig, denke ich. Mittlerweile bin ich nämlich in der Lage, binnen Sekunden den Notfall auszuschließen, den Schritt habe ich schon vor zwei Minuten erledigt. Dies hier hat mehr von Kasperletheater als Schockraumindikation.

»Frau Müller?«

»Ja?«

»Darf ich noch mal fragen, warum Sie angerufen haben?«

»Ich habe hier dieses Flimmerdingens, und das Herz schlägt so bum … bububum … bum … bumbum. Verstehen Sie?«

Ne, ich verstehe überhaupt nichts. Während die Jungs die Augen rollen und schon wie ferngesteuert das EKG anschließen und Oma Müller immer noch die Augen zukneift, muss ich doch mal nachfragen, denn irgendwie fehlt mir hier ein Protagonist. Telefon im Eingangsbereich. Haustür offen. Mmm, das kann ja so nicht sein.

»Sagen Sie mal, Frau Müller, wer hat denn den Rettungsdienst gerufen?«

»Ich!«

Ah, ja. »Und wer hat die Tür aufgemacht?«

»Ja, ich!«

»Und warum liegen Sie dann in Ihrem Bett in der ersten Etage am Ende des Flures und nicht unten im Wohnzimmer oder warten im Eingangsbereich?«

»Ich dachte, das macht man so!«

Wir müssen lachen. Nein, wir sondieren nicht nach »krank«, weil im Bett liegend, und »nicht krank«, weil im Wohnzimmer sitzend. Wir haben da andere Kriterien.

Sie öffnet ein Auge, das andere kneift sie weiter standhaft zu. Ich lächle sie an. Da muss auch sie grinsen. Das EKG zeigt mittlerweile dieses Flimmerdingens.

»Ihr Flimmerdings ist übrigens Vorhofflimmern, und das ist eben unregelmäßig. Sie können aufatmen, das ist nicht wirklich schnell.« Sie öffnet das andere Auge.

»Mein Hausarzt hat gesagt, wenn ich mir nicht zu helfen weiß, soll ich die 112 anrufen.«

»Naja, das ist ja prinzipiell auch richtig, aber Sie müssen jetzt selbst mal ganz objektiv zugeben, das ist hier schon etwas skurril, oder?«

»Ein bisschen schon.« Sie lächelt verschmitzt.

»Frau Müller«, frage ich freundlich, »könnten Sie vielleicht mal aufstehen? Sie müssen da nicht so stocksteif liegen.

»Ja, kann ich.«

Ich könnte mich wegschmeißen vor Lachen.

»Dann mal los.« Und dann schwingt sie die Beine über den Bettrand.

»Prima, klappt doch super.«

Sie strahlt uns alle der Reihe nach an. »Und jetzt«, fragt sie, »sind wir jetzt fertig?«

»Im Prinzip schon, aber wir nehmen Sie trotzdem mit ins Krankenhaus, dann können Sie dort Ihr Flimmerdings noch mal überprüfen lassen. Okay?«

Sie nickt. Wie schön, Oma Müller hat nichts dagegen. Das Täschchen hatte sie vorsorglich auch schon gepackt.

Letztlich hat Frau Müller zwar das gemacht, was ihr der

Hausarzt empfohlen hat, objektiv aber hätte ein Anruf bei ihrem Hausarzt wahrscheinlich auch gereicht. Wie auch immer: Ich komme lieber einmal zu viel als einmal zu wenig. Aber mein »Not«-Kriterium ist nicht, ob jemand im Bett liegt und auf uns wartet. Das ist kein Einzelfall. Dieses Phänomen, dass man nur glaubhaft krank wirkt, wenn man im Bett liegt (nachdem man selbst die Tür geöffnet und sich frische Klamotten angezogen hat), erleben wir des Öfteren.

Leute, bitte! Das Bett ist kein Indikator. Ganz im Gegenteil. Die wenigsten kranken Menschen, die notfallmäßig unsere Hilfe brauchen, liegen im Bett. Nee, die brechen da, wo es ihnen schlechtgeht, zusammen. Im Bad, im Keller, im Abstellraum, auf dem Wohnzimmerteppich, im Auto. Schon gar nicht liegen sie perfekt »aufgebahrt« im Bett und warten in aller Seelenruhe auf uns.

Merke: Wenn du ganz bequem warten kannst und noch Zeit hast, dir über Ort und Outfit Gedanken zu machen, frag dich doch mal selbst, ob die 112 da die richtige Nummer ist. Wir sind nämlich im besten Fall in acht Minuten da. Und wir möchten nicht erst alle Materialien in die oberen Etagen schleppen, weil du es dir da bequem gemacht hast.

Ich mag Oma Müller, und keiner ist sauer oder beleidigt, und am Ende haben wir herzhaft gelacht. Ich freue mich, wenn Patienten lachen. Nur das muss ja nicht unbedingt im Bett sein. Und schon gar nicht in der ersten Etage.

MATHILDA

Kindernotfälle gehören zu den Einsätzen, die niemand will. Und schon gar nicht möchten wir sie routinemäßig »abarbeiten«. Ich glaube, das kann man so stehenlassen. Da spreche ich mit großer Wahrscheinlichkeit für alle Kolleginnen und Kollegen im Rettungsdienst. Natürlich möchten wir auch keine schwer erkrankten oder verunfallten Erwachsenen, aber Kinder in der Notfallmedizin sind immer ein heikles und hochsensibles Thema. Aus unterschiedlichen Gründen: Erstens kommen Kindernotfälle Gott sei Dank deutlich seltener vor – das hat aber den Nachteil, dass man medizinisch vielleicht nicht so routiniert ist wie bei Erwachsenen. Zweitens kannst du dich emotional bei diesen kleinen Wesen einfach viel schwerer distanzieren, und zu guter Letzt sind meist natürlich besorgte Eltern dabei, die ein professionelles Arbeiten zusätzlich erschweren. Aber wer könnte es ihnen verdenken?

Seit ich selbst Mutter bin, weiß ich, wie sich Sorge und Angst ums eigene Kind anfühlen. Nach solchen Einsätzen muss ich heftig schlucken und meine Familie anrufen, nur um sicherzugehen, dass zu Hause alles gut ist. Ich kann einfach nicht aus meiner Haut, und beim Einsatzstichwort

»Kind« schießt gefühlt doppelt so viel Adrenalin in meine Adern, und ich werde augenblicklich in den Notfallmodus versetzt. Das Schlimmste, was passieren kann, ist ein Kind zu verlieren. Nicht mehr helfen zu können. Der Schmerz, den die Eltern ertragen müssen. Ich möchte und kann es mir gar nicht vorstellen. Das ist für mich als Notärztin schon der Graus. Und ich hätte mir derartige Einsätze, bei denen Kinder involviert waren und an die ich teilweise immer noch denken muss, gerne erspart.

Einen ersten Eindruck von diesem emotionalen Ausmaß sollte ich schon sehr früh bekommen. Vor meinem Examen. Vor meinem ersten Kindernotfall, vor meiner ärztlichen Tätigkeit überhaupt. Ja, noch bevor ich überhaupt wusste, was mich erwarten würde, geschweige denn, dass ich mich mal mit Haut und Haaren der Notfallmedizin verschreiben würde.

Als Studentin.

»Was haben wir gleich?«

»Pädidtrie.« Thomas stochert kauend in den viel zu weich gekochten Veggie-Bolognese-Spaghetti und antwortet mit viel zu vollem Mund. Ab 100 Gramm wird's undeutlich.

»Ich glaube, ich möchte lösen«, grinst Claudia. »Pädiatrie.« Ich muss lachen. Wie immer sitze ich mit ihr, Amir und Thomas in der Mensa, und wir betäuben das Hungergefühl mit Essen, das eigentlich den Stempel »Augen zu und durch« verdient. Zumindest macht es satt. Und wie jedes Mal diskutieren wir darüber, ob die vermeintlichen Erdbeerstückchen im Joghurt eigentlich aus Sägemehl sind. Na, wollen wir uns mal nicht beschweren. Wir können uns glücklich und dankbar schätzen, dass wir hier mampfend in der Medizinermensa sitzen. Studienplätze sind heiß begehrt. Wir sind mittlerweile im siebten Semester, und über die Hälfte haben wir schon geschafft. Ich finde, da kann man sich schon mal freuen. Es soll in diesem Studienabschnitt nun »klinischer« werden, also weg von Biologie, Mathe und Statistik, Mikroskopier-Kurs und Pathophysiologie hin zu echten Menschen. (Auch wenn die so gut wie kaum vorkommen.) Egal, wir sind motiviert.

»Ich mag Pädiatrie, ich könnte mir sogar vorstellen, Kinderärztin zu werden. Und der Prof ist doch super nett!«, sagt Claudia und schaut in die Runde.

»Ich weiß nicht«, erwidert Thomas, »ich glaube, Kinder sind mir zu anstrengend.«

»Ich sowieso nicht – also bei mir ist das klar mit dem Augenarzt.« Wir lachen.

»Ja, bei dir ist das klar, Amir. Du kannst ja auch kein Blut sehen, und dir dreht sich schon der Magen um, wenn sich die Haut schuppt!«

Amir ist einer meiner besten Freunde, und ich darf ihn ärgern. Er grinst. Und weiß, dass ich recht habe. (Und auch er sollte recht behalten: Amir ist mit seiner Augenarztpraxis heute rundum glücklich.)

»Augen kann ich!«, lacht er. »Aber wehe man kommt dir mit 'nem offenen Bruch!« Claudia will Unfallchirurgin werden, zumindest ist das momentan ihr Favorit, offenbar liebäugelt sie aber auch mit der Kinderheilkunde.

»Dann mach doch Kinderchirurgie!«, schmatze ich vor mich hin. »Mmmm, aber als Unfallchirurgin kann ich auch Kinder operieren. Ich überlege noch.«

Prinzipiell muss ich hier mal erklären, dass zumindest zu meiner Zeit (am Anfang der Nullerjahre) das Studium wenig praktisch und sehr theoretisch war. Man paukte sich gefühlt alles in den Kopf, ohne jemals einen Patienten gesehen zu haben. Du bekommst also leider keinen vernünftigen Einblick, der mit der Realität etwas zu tun hat oder dir bei der Entscheidung helfen könnte, was du später machen möchtest; sondern dein beruflicher Werdegang richtet sich mehr danach, welches Buch am interessantesten und besten illustriert ist oder vielleicht noch nach dem Ausschlussverfahren: »Wenn ich groß bin, will ich auf jeden Fall operieren!« Oder: »Auf keinen Fall werde ich Proktologe …«

Das Medizinstudium hatte mit dem, was einen später erwartet, zumindest zu meiner Zeit, rein gar nichts zu tun. Einen kleinen Einblick in die wahre Welt der Medizin hatte das Studium für mich und meine Freunde dann aber doch parat. An diesem unbeschwerten Sommertag wurden wir Ärzte und Ärztinnen in spe mit dem konfrontiert, was da eines Tages auf uns zukommen sollte. Bis dato bestand unser privilegiertes Medizinstudentenleben aus bunten Anatomiebildchen und lustigen Mensamittagessen. An jenem Tag aber wurde mir schlagartig einiges klar, und er endete für uns alle anders, als wir uns das hätten vorstellen können. Sollte irgendeiner von uns Pläne in Richtung Kinderheilkunde gehabt haben, so würden sie sich innerhalb von Minuten brutal zerschlagen – und zwar unmittelbar. Und dieses Erlebnis wirkt immer noch nach. Bis heute.

»Kommt, sonst sind wir zu spät!«

»Cappuccino muss aber noch sein!« Da sind die Jungs eigen. Seit wir uns kennen, gibt's immer einen Cappuccino für uns Mädels. Ganz gentlemanlike.

Mit dem Becher in der Hand schlendern wir zum Hörsaal. Das Wetter ist prima, und Thomas und ich überlegen, ob es heute nicht mal angebracht wäre, die Vorlesung zu schwänzen und sich an den Aachener Weiher, eine grüne Oase in der Nähe der Uni, zu setzen. Jedem von uns geht's abwechselnd so. Gut, dass immer einer aufpasst. »Denkt nicht mal dran«, mahnt Claudia. »Das ziehen wir jetzt zusammen durch. Ihr könnt später immer noch chillen!«

Thomas ist mein *Best Buddy*, und wenn es nach uns ginge, würden wir uns jetzt Richtung Biergarten verabschieden und die Füße ins Wasser tauchen. Gut, dass es Claudia gibt. Die Rollen sind bei uns ganz klar verteilt: Amir sorgt sich um das Wohl aller. Claudia ist meine engste Freundin, die Organisierte, die mich immer auf dem Laufenden hält, wann ich wo sein muss. Thomas ist der Quatschkopf, der Lebemann, Typ Surferboy mit VW-Bus. Nur in der Klausurphase ist er nicht erreichbar. Schließt sich in seine Bude ein und ist scheinbar vom Erdboden verschwunden. Manchmal wünschte ich mir, ich könnte das so wie er. Aber ich bin eben mehr der Typ »Das passt schon irgendwie«. Zwar ehrgeizig und zielstrebig, aber ohne eine gute Party zu verpassen. Das Leben muss ja auch Spaß machen. So, wo waren wir? Ach ja, Studentin Caro mit ihren Freunden auf dem Weg in die Pädiatrie-Vorlesung. Mit Cappuccino. Bestens gelaunt. Noch.

Der Hörsaal füllt sich so langsam, und man merkt eindeutig, dass hier die Mehrzahl der Kommilitonen zuvor gegessen hat. Postprandiales Vigilanzsuppressionssyndrom. Oder für alle anderen, die nicht so Mediziner-Klugscheißer sind: Bettschwere nach ausgiebiger Mahlzeit. Es ist ziemlich undankbar, wenn man als Dozent die Vorlesung nach der Mittagspause halten muss. Wenn Mägen statt Gehirne arbeiten. Es ist schon 13.15 Uhr. »Komisch«, denke ich, »ist jetzt vielleicht doch nicht Pädiatrie?« Normalerweise starten wir immer pünktlich, darauf legt der Professor Wert. Aber da tatsächlich fast das ganze Semester anwesend ist, können wir uns nicht geirrt haben. Schon gar nicht, wenn Claudia dabei ist. Ich schaue sie hoffnungsvoll an: »Fällt wohl aus …?« Thomas grinst, und ich sehe uns schon am Badesee. »Nee, ihr bleibt mal schön hier. Heute fällt nichts aus.«

Es ist unruhig im Hörsaal, das übliche Getöse aus blöden Sprüchen, telefonieren, Vordermann ärgern oder Papier schnippen. Ob Achtklässler oder Studierende: Es hat sich nichts geändert. Fast unbemerkt und auch völlig unbeeindruckt von dem ganzen Treiben betritt ein zirka 30-jähriger Mann den Hörsaal. Unser Prof ist es nicht. Den Mann habe ich noch nie gesehen. Leise, blass, mit gesenktem Blick läuft er quer durch den Saal. »Na, der könnte auch mal einen Kaffee gebrauchen«, platzt es Thomas raus.

Der Mann setzt sich vollkommen geräuschlos an den linken Rand der ersten Reihe. Er sieht ziemlich verloren aus. Und aschfahl. So als würde er gleich umkippen. Obwohl er sich so unauffällig wie möglich benimmt, zieht er die ganze Aufmerksamkeit auf sich. Er wirkt nicht wie ein Student, der gerade aus der Mensa kommt. Ihm geht es eindeutig nicht gut. Das kann jeder sehen. Es wird still im

Raum, fast unheimlich. Irgendwie kippt die Stimmung, und wir wissen nicht warum. Mittlerweile ist auch Professor Herkenrath eingetroffen. Die Männer unterhalten sich. Der Professor legt seine Hand auf den Arm des Mannes, der immer noch dasitzt wie ein Häufchen Elend. Er scheint ihm gut zuzureden. Die Leute im Hörsaal schauen sich fragend um. Wer ist dieser Mann? Ein neuer Dozent? Gibt es heute vielleicht einen Gastvortrag? Aber warum muss er dann vom Prof beruhigt werden? Uns allen ist das ein Rätsel, es wird getuschelt, Schultern zucken ratlos. Thema heute sollte sein: Bauchschmerzen im Kindesalter. Und ich gestehe, wenn ich diesen armen Mann da vorne noch länger anschauen muss, dann bekomme ich garantiert Bauchschmerzen. Er sieht wirklich bemitleidenswert aus. Da tönt plötzlich Herkenraths Stimme durch die Reihen:

»Liebe Studentinnen und Studenten, in Anbetracht eines aktuellen Vorfalls, einer besonderen Situation, ändern wir heute den Lehrplan, denn das Leben macht keine Pläne.« Ungewöhnlich ernst ist der Professor. Sonst bekannt für seine verbindliche Art, macht er gerne kleine Scherze und hat immer ein Lächeln auf den Lippen. Heute nicht. »Was ist denn mit dem los?« Wir sind irritiert. Doch Herkenrath fährt unbeirrt fort.

»Auf Wunsch dieses Mannes«, er zeigt auf den zusammengesunkenen, aschfahlen Mann links außen und setzt noch mal an: »Auf Wunsch dieses couragierten Mannes, dessen Wunsch tatsächlich auch sein dringendes Bedürfnis ist, werden wir heute über das Thema Meningitis sprechen.«

Wir verstehen kein Wort. Hirnhautentzündung statt Bauchschmerzen? Wunsch? Dringendes Bedürfnis? Und was hat dieser fremde Mann damit zu tun? Es ist eine bedrückende Stimmung im Raum, man könnte eine Stecknadel fallen hören. Immer wieder muss ich zu ihm hinüberschauen. Er schlägt seine Hände vors Gesicht, und ich habe den Eindruck, er weint.

»Es gibt etwas – vor allem bei Kleinkindern –«, fährt Professor Herkenrath unbeirrt fort, »was ich euch gerne zeigen möchte.« Er betätigt den Beamer, Licht flackert kurz auf, und just in diesem Augenblick erscheint ein kleiner Körper völlig überdimensioniert an der Wand. Es geht ein Raunen durch die Reihen, wir sind alle ziemlich erschrocken und vor allem: irritiert. Das ist keine Illustration, kein buntes Schaubildchen, das ist ein echter Mensch. Der Körper muss zu einem zirka zweijährigen Kind gehören, das in einem Intensivbett liegt, zumindest kann man das anhand des Bildausschnitts erahnen. Das Kind ist weitgehend unbekleidet, und der zarte Körper ist mit kleinen blauen Punkten übersät.

Wir alle starren wie gelähmt auf das Bild. Das hier ist eindeutig keine normale Vorlesung. Ich muss schlucken und rutsche etwas näher an Claudia heran. Professor Herkenrath fährt so sachlich wie möglich fort: »Das sind Petechien. Wer weiß, was Petechien sind?« Ein Kommilitone aus der zweiten Reihe schräg hinter dem fremden Mann meldet sich: »Punktförmige Einblutungen.«

»Korrekt. Wie kommen die zustande?«

Wieder der Streber aus der zweiten Reihe: »Durch DIC zum Beispiel.«

»Korrekt. Wer weiß, was eine DIC ist?«

»Irgendwas mit Gerinnungsstörung«, sage ich leise zu Claudia.

»Disseminierte intravasale Gerinnung«, flüstert Thomas. Angeber, denke ich, aber so richtig zum Frotzeln ist mir nicht zumute. Und den anderen auch nicht. Es liegt eine bleierne Schwere auf diesem Hörsaal. Aber Professor Herkenraths Stimme hallt fest und klar durch den Raum.

»Lassen Sie es mich so erklären: Durch eine heftige Entzündungsreaktion im Rahmen einer Sepsis, Blutvergiftung, spielt die Blutgerinnung verrückt, es kommt zur Aktivierung der Gerinnungskaskade und somit zu einer fast unaufhaltsamen Blutgerinnung. Die Petechien sehen wir außen. Aber es gehen eben auch die Gefäße im Körper quasi vollständig zu. Verstehen Sie? Nicht irgendwie nur eins, wie zum Beispiel bei einer Thrombose. Nein, alle Gefäße im Körper.«

In der ersten Reihe klammert sich der Mann, nein, er krallt sich an den klappbaren Holzsitz.

»Und daher möchte ich euch dieses Beispiel zeigen. Ihr seht das Bild? Ihr seht die Einblutungen?«

Wer sieht sie nicht? Vor allem sehen wir den auf 9 x 9-Meter-Großbildleinwand projizierten Kleinkindkörper, der schlapp, mit blauen Punkten übersät daliegt. Bis zum unteren Mundwinkel erkennbar, das Gesicht ist abgeschnitten. Und in diesem Augenblick, als wir alle auf dieses Kind starren, ist eine leise Stimme zu hören. Aus der ersten Reihe. »Darf ich etwas sagen?«

Es ist mucksmäuschenstill.

»Ja, selbstverständlich«, sagt der Professor, der jetzt auch kurz seine gewohnte Souveränität verliert, sich räuspert und ein paar Unterlagen auf seinem Pult umständlich sortiert. »Kommen Sie.«

Der Mann erhebt sich und beginnt zu zittern. Nicht,

weil es kalt ist. Es ist so ein Frustrationszittern, ein Wutzittern. Ein Beherrschungszittern. Weil man nicht weiß, wohin mit seinen Emotionen. Wenn ihr es sehen würdet, wüsstet ihr, was ich meine.

Wir sind immer noch ratlos. Wer ist das? Was will er? Herkenrath geht ihm entgegen und ruft in den Saal: »Das ist Herr Fischer.« Pause. Herkenrath fasst ihn ganz leicht an den Arm. »Seine Tochter ist … war … Patientin hier. Er möchte euch etwas sagen.«

Wir sitzen wie gebannt und nahezu gelähmt auf unseren Sitzen. Starren auf das Bild an der Wand, den sichtlich betroffenen Professor und dann Herrn Fischer an, der jetzt offenbar all seine Energie mobilisiert. Es scheint, als spräche er wirklich mit letzter Kraft. Seine Stimme zittert, ist aber laut und deutlich.

»Ich stehe hier vor Ihnen, damit ich sichergehen kann, dass Sie es besser machen!«

Ich halte mich an Claudia fest. Irgendwas übermannt mich gerade. Amir ist mittlerweile so weiß wie die Wand und Thomas' Dauergrinsen ist aus seinem Gesicht verschwunden. So kenne ich uns gar nicht.

»Das Kind, das Sie da auf dem Bild sehen, ist Mathilda.« Er fängt leise an zu weinen und schluchzt kurz auf, bevor er sich wieder fängt. »Das war Mathilda.« Er kramt nach einem Taschentuch. »Ich habe heute Morgen meine zweijährige Tochter verloren.« Wieder Pause. Er sammelt sich. »Verstehen Sie? Verloren! Sie ist tot!«

Claudia klammert sich an mich. Und ich mich an Thomas. Wir verstehen immer noch nicht genau, was hier gerade abläuft; was wir aber verstehen, ist, dass dieser Mann uns etwas Bedeutendes zu sagen hat. »Sie hat gestern Morgen über Kopfschmerzen geklagt, hat hohes Fieber bekommen, war schläfrig und weinerlich. Wir haben gedacht, das wird schon wieder. Aber trotz Medikamenten ging das Fieber nicht runter. Am Nachmittag bekam sie kleine blaue Punkte, zunächst an den Händen.« Er schaut auf das Bild über ihm, ringt um Fassung und spricht dann weiter. »Unter uns wohnt eine Medizinstudentin, die haben wir um Rat gefragt. Sie kam, hat sich das Kind angeschaut und gesagt, es sähe aus wie Windpocken. Wir haben das erst mal so hingenommen. Aber nach dem, was ich jetzt weiß, mache ich mir Vorwürfe! Wären wir doch zu einem richtigen Arzt gefahren!«

Er schluchzt. Wir schlucken.

»Am Abend haben wir Mathilda nicht mehr wach bekommen«, fährt er weinend fort, »und ihr Körper war übersät von Flecken, und auch unser sechsjähriger Sohn fing an, über Kopfschmerzen zu klagen. Wie Mathilda am Morgen. Dann sind wir ins Krankenhaus gefahren. Und dann der Schock: keine Windpocken. Sondern Meningitis. Hirnhautentzündung.«

Der Mann blickt kurz zu Professor Herkenrath, und als der ihm zunickt, spricht er weiter.

»Mathilda kam sofort auf die Intensivstation. Aber das Antibiotikum kam zu spät. Die Ärzte konnten nichts mehr tun. Sie ist elendig verreckt! Und wir konnten nur zusehen! Und auch mein Sohn liegt jetzt dort, bei ihm waren wir wohl noch rechtzeitig!« Seine Stimme überschlägt sich, und ich habe das Gefühl, mein Hals schnürt sich zu. Und wenn atmen kein Reflex wäre, der unterbewusst abliefe, hätte ich selbst das vergessen.

»Trinken Sie einen Schluck«, unterbricht Professor

Herkenrath und reicht ihm ein Glas Wasser und stellt sich neben ihn.

»Liebe Studenten, was Herr Fischer gerade beschreibt, ist ein fulminanter Verlauf einer Meningokokkensepsis. Eine Blutvergiftung durch Bakterien, die Hirnhautentzündungen auslösen. Bis hin zu schwersten Gerinnungsstörungen. Dieses Krankheitsbild nennt man das Waterhouse-Friderichsen-Syndrom!«

Ich habe das Gefühl, ich bin im falschen Film. Ich weiß gerade nicht, ob ich träume und wenn, dann hoffe ich inständig, aus diesem Albtraum aufzuwachen. Und wenn ich mich hier so umsehe, bin ich nicht die Einzige. Das Bild des Kindes an der Wand, der weinende Vater, die Worte: »Sie ist verreckt.« Ich wünschte irgendwie immer noch, das Ganze entpuppe sich als ein bizarres Theaterstück, denn da vorne auf der Bühne stehen zwei Männer, die über ein totes Kind sprechen. Für den einen ist das Kind die Meningokokkensepsis, für den anderen Mathilda, seine kleine Tochter. Das ist unfassbar schlimm. Und hätte ich das vorher gewusst, wäre ich ohne zu zucken zum Aachener Weiher abgebogen.

Herr Fischer holt hörbar Luft und setzt noch mal an: »Ich möchte der Studentin, unserer Nachbarin, keinen Vorwurf machen, ich kann ihr keinen machen. Wir müssen die Verantwortung schon selber tragen, wir sind nicht zum Arzt gefahren. Aber ich stehe hier, obwohl ich vor zwei Stunden mein geliebtes Mädchen, meinen Sonnenschein, meine Mathilda verloren habe …« Er trocknet eine Träne mit der Rückseite seines Ärmels, »… weil ich andere Eltern vor diesem Schicksal bewahren möchte!« Er erhebt seine Stimme, nun etwas lauter: »Seien Sie wachsam, vergessen Sie diese Vorlesung niemals! Retten Sie andere Kinder und Eltern!« Unter Tränen fleht er uns geradezu an: »Der Schmerz ist unerträglich, bewahren Sie andere davor. Indem Sie wissen, was zu tun ist.«

Kein Gedanke mehr an Badesee und Cappuccino. Mir laufen Tränen übers Gesicht. Claudia auch. Sie reicht mir ein Taschentuch.

»Das ist grausam«, flüstert sie, und ich starre wie paralysiert auf das Bild der kleinen Mathilda, den zitternden Herrn Fischer und unseren Professor, der seine Hand auf dessen Schulter legt. Ich glaube, mir wird gerade schlecht. Und ich wünschte, es läge an den blöden Veggie-Bolognese-Spaghetti. »Waterhouse-Friderichsen-Syndrom«, flüstere ich leise. »Was für ein Arschloch.«

Wie im Film läuft die Szene vor mir ab: Das schlappe Kind mit hohem Fieber, die besorgten Eltern, die Studentin, die wohl besser einfach die Klappe gehalten oder dazu gestanden hätte, dass sie keine Ahnung hat, die Intensivstation, das Antibiotikum, was zu spät kam, und der zitternde Vater, der wie ein Held nach dem Tod seiner Tochter hier steht, um uns aufzurütteln und uns zu zeigen, wie man so etwas vermeiden kann. Was für ein Kraftakt. Ich verneige mich innerlich vor diesem Mann. Er zieht sich nicht in seinem Schmerz zurück und schiebt der Studentin oder den Ärzten die Schuld zu. Er klagt niemanden an. Nein, er übernimmt die Verantwortung und mehr noch: Er stellt sich, nur ein paar Stunden nachdem Mathildas kleines Herz aufgehört hat zu schlagen, hier vor uns hin, damit dieser sinnlose furchtbare Tod noch irgendeinen Sinn hat: das Leben anderer Kinder zu retten.

Das erste Mal seit ich Medizin studiere, spüre ich, was

das ist: Verantwortung. Das erste Mal bekomme ich den Hauch einer Ahnung, was da auf mich zukommt. Ich glaube, wir spüren es alle. In diesem Moment weiß ich: Das ist nichts für mich. Die Eltern, der Schmerz, diese Verzweiflung. In der Pädiatrie hast du nicht nur einen Patienten, nein, du behandelst ganze Familien. Und es ist schon schlimm genug, wenn Erwachsene erkranken, leiden, sterben. Aber Kinder?

»Das würde mir ständig mein Herz brechen«, rutscht es mir raus, und Claudia nickt. »Für mich ist das auch nichts.« Und so endet unsere Vorlesung mit der Erkenntnis, dass ich definitiv keine Kinderärztin werden möchte. Ich werde aber auch niemals mehr eine Meningitis übersehen.

Die mahnenden Worte von Herrn Fischer werde ich nicht vergessen. Keiner von uns wird diese Situation je wieder vergessen. Und das Waterhouse-Friderichsen-Syndrom schon gar nicht. Herr Fischer und Mathilda haben es geschafft, dass ich mir seit dem siebten Semester Gedanken darüber mache, was ich Patienten sage, und ihnen immer rate, nicht leichtfertig Dinge zu behaupten oder abzutun. Und auch, dass ich mir vorgenommen habe, Dinge nicht leichtfertig zu behaupten oder abzutun. Denn Fehleinschätzungen und Fahrlässigkeit können lebensgefährlich sein. Dieser verzweifelte Vater hat erreicht, dass ich an Mathilda denke und meinen Teil dazu beitragen möchte, dass ihr Tod nicht umsonst war. Ich empfinde großen Respekt vor diesem Mann, dessen traurige Augen ich nie vergessen werde, und der für uns alle ein Vorbild in Sachen Verantwortung sein sollte. Für mich war er das. Der mir klargemacht hat, dass ich als Ärztin alles dafür tun muss, solchen Schmerz zu verhindern. Wenn es mir denn möglich ist.

Waterhouse-Friderichsen-Syndrom – daran denke ich auch heute noch. Und an Mathilda, die für mich untrennbar damit verbunden ist und die ich niemals mehr vergessen werde. Und so schaue ich heute, auch Jahre später, jeden Tag voller Liebe meine beiden gesunden Kinder an. Dankbar und glücklich.

Von Symptomen und Diagnosen …

Ein Kind hat Fieber, es kränkelt und auf der Haut bilden sich kleine blaue Flecken. Wer denkt da gleich ans Allerschlimmste? Der kleine Sohn hat Bauchschmerzen, und wir fragen die Oma nach einem Hausrezept. Herr Fischer hat Rat bei einer Medizinstudentin gesucht. Jetzt, wo wir die Geschichte kennen, könnte man natürlich sagen: Das war ein großer Fehler, wäre er doch nur mal ins Krankenhaus oder zum Kinderarzt gefahren … Wie kann man sich nur auf die Aussage einer blutigen Anfängerin verlassen?! Und dann auch noch, wenn es um die Gesundheit eines Kindes geht!

Vorsicht mit vorschnellen Urteilen (… der werfe den ersten Stein …!). Vielleicht sollten sich hier alle mal an die eigene Nase fassen. Wie oft wissen wir selbst nicht recht, was zu tun ist? Vielleicht bagatellisieren wir sogar Symptome, holen uns Hilfe von Menschen, die vermeintlich Bescheid wissen (der Nachbar, die Großmutter, die Freundin), und verlassen uns auf deren Aussage. Das kann schwerwiegende Folgen haben. Hier hat es die Medizinstudentin getroffen. Und deshalb möchte ich die traurige Geschichte der kleinen Mathilda zum Anlass nehmen, über ein Phänomen zu sprechen, das immer größere Ausmaße annimmt und auch fatale Folgen haben kann. Wir haben zwar nicht jeder einen Medizinstudenten im Haus, aber den allwissenden Dr. Google! Und wer hat da nicht schon mal schnell nachgeschaut? Man gibt ein paar Symptome ein, und schon spuckt er eine Fülle von Diagnosen aus. Und ihr sucht euch dann das aus, was irgendwie am besten passt. Oder das, was euch am besten passt. Das weiß ich zufällig sehr genau, denn ich erlebe in der Notaufnahme nicht selten Menschen, die hereinkommen und die fertige Diagnose gleich mitbringen. Oder beispielsweise bei der Notdienstnummer 116 117 anrufen: »Ich brauche ein Antibiotikum, könnten Sie mir das mal schnell vorbeibringen?« Nachts um drei, wohlgemerkt.

Und auf Nachfrage erfahren wir dann, wer da die Diagnose gestellt hat: Interdisziplinäre Zusammenarbeit mit Dr. Google. Ich werde nicht müde zu erklären, dass man mir doch wenigstens die Chance auf eine Untersuchung und Einsicht in die Laborwerte geben sollte. Denn nicht jeder Kopfschmerz ist ein Hirntumor, auch wenn Google das vorschlägt. Gott sei Dank!

Zu Risiken und Nebenwirkungen werden längst nicht mehr nur Arzt oder Apotheker gefragt, sondern gerne auch das Internet. Und dass im Netz eine Menge Unsinn verbreitet wird, muss ich euch ja wohl nicht sagen. Aber beim Thema Gesundheit kann das lebensgefährlich sein! Falschinformationen (das ist mir besonders beim Thema Impfung aufgefallen), Halbwahrheiten oder Blogs, in denen Betroffene höchst subjektiv und vor allem unsachlich und emotional über Symptome und Krankheitsverläufe berichten. Und dann gibt es da noch unseriöse Heilsversprecher, selbst ernannte Wunderheiler und Kräuterexperten. Das kann nicht nur verunsichern oder verängstigen, sondern eben auch total in die falsche Richtung führen. Wer hat nicht schon von verzweifelten Menschen gehört, die ihre Krebserkrankung von »Heilern« behandeln lassen wollen, die sie im Internet gefunden und die irgendeinen »Wundersaft« kreiert haben oder mit Magneten und Klangschalen gegen den Krebs arbeiten. Nicht falsch verstehen! Ich finde, man darf als Patient gerne alles in Anspruch nehmen, was sich subjektiv gut anfühlt, aber dann bitte in Kombination mit der Schulmedizin beziehungsweise in engem Austausch mit einem vertrauten (seriösen) Arzt.

Auch bei vermeintlich »harmlosen« Erkrankungen wie Erkältungen oder Kinderkrankheiten kann es zu Fehleinschätzungen, falscher oder unzureichender Behandlung führen. Ich habe oben ja schon die Kopfschmerzen angesprochen: Bei Google eingegeben gibt es in Sekundenschnelle 38 200 000 Ergebnisse. Fast 40 MILLIONEN!!! Das reicht vom banalen Katerschädel über zig verschiedene Migräneformen bis zum Hirntumor. Oder Stichwort Durchfall: 27,8 Millionen Ergebnisse! Gibt man »Durchfall + Ursachen« ein, ploppen fast fünf Millionen Ergebnisse auf, und die Vorschläge lauten von verschiedenen Infektionen über Nahrungsmittelunverträglichkeit bis zu Morbus Crohn, Colitis ulcerosa, Tumorerkrankungen und so weiter … Und je nach Persönlichkeitsstruktur suchen die Menschen sich etwas aus. Da gibt es jene, die lieber bagatellisieren, und wiederum andere neigen zum Dramatisieren. Beides nicht gut.

Eine Arbeitsgruppe um Professor Dr. Alexander Gerlach vom Lehrstuhl für Klinische Psychologie und Psychotherapie der Universität Köln hat in einer Studie herausgefunden, dass das übermäßige Googeln zum Thema Krankheit und Symptome sich negativ auf die Psyche auswirkt. Es kann die Sorge steigern und zu Ängsten führen. Es gibt mittlerweile sogar einen Ausdruck dafür: Cyberchondrie (Cyber + Hypochondrie), bei denen die Betroffenen fürchten, an einer gefährlichen Krankheit zu leiden – ohne dass sie jemals mit einer leibhaftigen Ärztin gesprochen hätten. Außer mit Dr. Google. Und dann surfen sie tage- und nächtelang durch die Portale und steigern sich in schlimmste Befürchtungen hinein. Ein Termin beim Arzt oder der Ärztin des Vertrauens wäre eindeutig besser.

Laut der oben genannten Studie geben 46 Prozent der Deutschen an, regelmäßig im Internet Gesundheitsthemen zu suchen. Das ist zum Beispiel in Sachen Vorsorge und Ernährung, Sport und Fitness prinzipiell prima und sicher von Ärzten und Krankenversicherungen gerne gesehen. Und gegen gute Information ist generell nichts zu sagen. Aber leider ist eben auch das Suchen nach Symptomen und Krankheitsbildern alltäglich geworden. Und das ist problematisch. Nicht nur, dass es das Wohlbefinden extrem beeinträchtigen kann. Es kann auch zu fatalen Fehldiagnosen führen. Ich will das Internet überhaupt nicht verteufeln, ganz im Gegenteil, ich nutze es ja selbst oft und gerne, aber es hat eben wie alles seine guten und schlechten Seiten. Und man kann den Menschen das Benutzen einer Suchmaschine nicht verbieten. Also wenn schon, dann bitte mit Sinn und Verstand. Deshalb gibt es hier ein paar wertvolle Tipps:

- Die Suchanfrage sollte so präzise wie möglich sein. »Kopfschmerzen« ist NICHT präzise! »Durchfall« auch nicht. Mit präzise meine ich zum Beispiel: nach Nebenwirkungen eines Medikaments suchen, unter Angabe eines exakten Produktnamens. Je spezifischer der Suchbegriff ist, desto wahrscheinlicher ist es, dass ihr ein passendes Ergebnis erhaltet.
- Ist die Seite seriös? Unbedingt die Quelle und das Impressum checken! Wer behauptet da was? Sind die überhaupt qualifiziert und kompetent?
- Nicht nur einer Quelle vertrauen! Ihr solltet die Informationen hinterfragen und gegenchecken.
- Achtung bei Internetforen! In diesen »Communities« versammeln sich in der Regel »Gleichgesinnte«, von Seriosität und Objektivität sind die meistens weit entfernt.
- Nützliche Tipps könnt ihr nachlesen auf den Internetseiten verschiedener Krankenkassen, die mittlerweile auch Chats mit »echten« Ärzten anbieten. Bei Unsicherheit und Informationsbedarf lieber mit denen chatten!

Und nun habe ich noch eine Bitte an euch als Patienten und Patientinnen: Kommt bitte nicht mit Google-Diagnosen zu uns (das kostet Zeit!) und erklärt, dass ihr es besser wisst. (Es sei denn, ihr seid vom Fach.) Ich erkläre meinem Kfz-Mechaniker ja auch nicht, wie man den Keilriemen auswechselt, nur weil ich dazu 20 Tutorials bei YouTube gesehen habe. Ich finde es okay, wenn ihr euch schlau macht und Dinge recherchiert, die Diagnose stellt aber bitte der Arzt oder die Ärztin! Und zwar nach entsprechender Diagnose.

Trotz allem sind wir aber keine »Halbgötter in Weiß«. Wir sind Menschen. Gut ausgebildet zwar und sicher wissen wir eine Menge, vor allem, wenn wir uns spezialisiert haben. Aber Menschen machen Fehler. Und so sind auch Ärztinnen und Ärzte vor Fehlern nicht gefeit. Leider können bei uns die Auswirkungen fatal und katastrophal sein. Früher galt der »Halbgott in Weiß« als unantastbar, wer sollte seine Diagnosen anzweifeln? Das hat sich mit dem Internet verändert, aber auch, weil die Patienten und Patientinnen kritischer nachfragen (weil sie durch das Netz besser informiert sind) und sich auch gerne eine zweite Meinung einholen. Was ich absolut richtig finde!

Leider kommt es jedes Jahr immer wieder zu sogenannten Behandlungsfehlern. Offizielle Zahlen dazu veröffentlicht die Bundesärztekammer (Statistische Erhebung). Im Jahr 2020 wurden rund 10 000 Behandlungsfehler gemeldet, die dann von Gutachterkommissionen und Schlichtungsstellen auf die Arzthaftung überprüft werden. 30 Prozent der Verdachtsfälle wurden am Ende tatsächlich bestätigt. Und das sind nur die offiziellen Zahlen, sicher gibt es eine Dunkelziffer, also jene Fälle, die nicht erkannt und angezeigt werden. Schwer zu sagen, was die Gründe für Fehldiagnosen und Behandlungsfehler sind: Zeit- und Personalmangel (bei Ärzten und Pflegern), Stress und Übermüdung (vor allem in Krankenhäusern) sind sicher die häufigsten Faktoren. Daher ist es so wichtig, die Bedingungen für Ärzte, Ärztinnen und Pflegepersonal so gut wie möglich zu gestalten, damit Behandlungsfehler und Fehldiagnosen auf ein absolutes Minimum reduziert werden. Zeit, Empathie, ein vertrauensvolles Verhältnis, umfassende Information und Aufklärung – all das sind Zutaten für ein gutes Arzt-Patienten-Verhältnis, das für eine erfolgreiche medizinische Behandlung extrem wichtig ist. Es sollte eine kooperative Zusammenarbeit sein, der Arzt respektiert den Patienten als mündigen Bürger, klärt auf, und beide sind für alle Entscheidungen gemeinsam verantwortlich. Wenn ihr also bei euren Fach- oder Hausausärzten und -ärztinnen immer nur schnell abgefertigt werdet, dann nehmt das nicht einfach hin. Fragt nach, wenn ihr verunsichert seid, und holt euch im Zweifel eine zusätzliche Meinung von einem anderen Arzt (nicht Dr. Google!). Und falls ihr den Verdacht habt, bei euch oder bei einem Angehörigen liegt ein Behandlungsfehler vor, dann wendet euch an eure Krankenversicherung, die sind verpflichtet, euch zu beraten und unterstützen.

Eine persönliche Bitte habe ich aber noch, und es ist mir wichtig, für meine Zunft hier etwas klarzustellen: Es gibt nicht DEN Universalarzt. Und wir wissen weder über ALLES Bescheid, noch haben wir die Lösung für JEDES Problem.

Geht es dir akut schlecht, bist du froh, wenn ich als Notärztin komme und dich versorge, du möchtest dir aber von mir garantiert nicht den Knochenbruch operieren lassen. Das kann ich nämlich gar nicht. Auch ich bin froh, dass es Kollegen vielerlei Fachrichtungen gibt, an die ich mich vertrauensvoll bei Fragestellungen, die nicht zu meinem Spezialgebiet gehören, wenden kann. Und das solltest du auch. Und wir haben im Übrigen auch mal frei und möchten nicht auf jeder Party mit den gesundheitlichen Problemen oft fremder Menschen behelligt werden. Ich möchte mir zwischen Prosecco und Käsehäppchen das Ekzem zwischen den Zehen echt nicht gerne anschauen.

Ihr? Ich selbst vermeide eine private Beratung gänzlich und schon gar nicht »mal eben« am Telefon. Denn was vielen offenbar nicht bewusst ist: Wenn ich eine fachliche Aussage tätige, bin ich haftbar, da ich als Ärztin und nicht als Privatperson spreche. Also seid bitte ein wenig nachsichtig mit uns. Und wenn ihr demnächst auf einer Party den netten ärztlichen Kollegen fragt, ob es normal ist, seit drei Tagen Sodbrennen zu haben, überlegt bitte, ob ihr nicht besser zeitnah einen Arzt aufsuchen solltet. Denn offenbar beschäftigt euch dieses Problem so sehr, dass ihr es nachts um 23 Uhr mit einem Cocktail in der Hand zwischen Bar und Tanzfläche besprechen wollt. Stoßt doch stattdessen mit uns an. Gerne auch aufs Leben oder was auch immer. Denn auch wir möchten einfach mal unseren schönen Feierabend genießen.

WENN DIE HOFFNUNG SCHWINDET

Ich möchte hier keine Impfdebatte auslösen und schon gar keine Corona-Diskussion entfachen. Mir hängt dieses Thema mindestens genauso zum Hals raus wie den meisten von uns. Und ich möchte hier auch nicht auf politische Themen und Fehl- oder Glanzleistungen eingehen, sondern schlichtweg von einem Patienten berichten, der mir wirklich mein Herz gebrochen hat. Wir hatten in der Notaufnahme reihenweise Covid-19-Erkrankte, milde und schwere Verläufe, und im Prinzip ist Luftnot mit das Schlimmste, was du bekommen kannst. Angst zu ersticken muss eines der grausamsten Gefühle sein. Ich kenne die Panik in den Augen der Menschen, die ich als Notärztin vor Ort oder in der Notaufnahme behandele. Und egal, was der Auslöser der Luftnot ist, ob Lungenentzündung, Pneumothorax, COPD, Rauchgasintoxikation oder eine SARS-CoV-2-Infektion: Allen gemein ist, dass Ersticken und die damit verbundene Angst eins der Leitbilder ist, bei dem wir versuchen mit unseren Mitteln schnellstmöglich zu intervenieren. Die Menschen bekommen Panik, das wiederum verstärkt das Problem. Es ist extrem wichtig, diesen Teufelskreis zu unterbrechen.

Für mich als Ärztin ist es primär irrelevant, warum jemand Luftnot hat. Aber in diesem Fall ging es mir weniger um die tatsächliche Luftnot, sondern um die Hintergründe dazu, den Verlauf und vor allem: dass ich nicht mehr helfen konnte.

Seit Covid-19 aufgetaucht ist, erhitzt es die Gemüter: auf Intensivstationen, bei Pflegepersonal, Politikern und Ärzten. Alle erwarteten sehnsüchtig die Impfung. Als Wunderwaffe und Ende der Pandemie angekündigt, entwickelte sich der Impfstoff aber zum Diskussionsgegenstand Nummer 1. Ich bin immer schon aus guten wissenschaftlichen Gründen eine absolute Impfbefürworterin gewesen. Dank Wissenschaft und Forschung konnten wir manche Infektionskrankheiten nicht nur teilweise, sondern sogar ganz ausrotten. Hier seien zum Beispiel die Pocken erwähnt. Durch einen Zufall fand 1796 ein englischer Landarzt in Berkeley, Dr. Edward Jenner, heraus, dass eine Magd, die sich beim Melken mit dem für Menschen harmlosen Kuhpockenvirus infiziert hatte, immun war gegen das Variolavirus, ein gefährliches Pockenvirus, was bereits vielen Menschen das Leben gekostet hatte.

Welch eine Errungenschaft. Vereinfacht gesagt: Durch die Infektion mit einem harmlosen Virus oder Kontakt mit einem Bestandteil davon, wird ein tödlicher Virus unschädlich gemacht, weil das Immunsystem entsprechend programmiert ist, den Gegner erkennt und erfolgreich bekämpfen kann. Das ist das Prinzip der Impfung. Sie schützt.

Überhaupt sind viele medizinische Errungenschaften nur durch einen Zufall erkannt worden. Sensationell finde ich die Entdeckung des Penizillins: Weil eine Bakterien-Brutplatte mit Pilzsporen verunreinigt war, fiel auf, dass sich rund um das Pilzwachstum die Bakterien nicht ausbreiten konnten. Das erste Antibiotikum war erfunden beziehungsweise entdeckt worden! Immer noch faszinierend.

Aber anstatt uns über lebensrettende Errungenschaften zu freuen, wurde in Pandemiezeiten demonstriert und sich gegen wen oder was auch immer verschworen. Ich wurde stellenweise sogar bedroht, weil ich mich öffentlich zur Impfung positioniert hatte.

All das wird aber irgendwann unwichtig, spätestens, wenn der nächste luftnötige Patient in die Notaufnahme gebracht wird. Da vergisst du Bedrohungen, Demonstrationen, Pappschilder und Gegenbewegungen, sondern hoffst einfach nur das Beste. Und genau das hoffte ich auch, als Herr Vasilakis zu uns kam.

Es ist mein Dienstbeginn, ich bin gerade erst angekommen, da begrüßt mein Kollege Jan mich mit den Worten: »Zieh dich schnell um, da ist 'ne Luftnot in der U1.« »Alles klar.« Ich entscheide mich aufgrund des Daueralarms gegen ein vollständiges Umziehen, schmeiße Tasche und Jacke in die Ecke, greife mein Telefon und begebe mich eiligen Schrittes Richtung U1, während ich mir den grünen Kittel hinter dem Rücken zubinde, die FFP2-Maske und das Faceshield überstreife. Schnelle Variante. Nicht mal Zeit zum Umziehen bleibt. Und als ich den Raum betrete, sehe ich auch warum: Der Patient japst. Und zwar nach Luft. Die Lippen schon bläulich verfärbt, die Atmung flach.

»Herr Vasilakis«, sagt Jan. Und als ich mich dem Patienten zuwende, versucht er mich anzulächeln und zu begrüßen – auch wenn ich registriere, dass ihm das in seinem Zustand eigentlich überhaupt gar nicht möglich ist. Herr Vasilakis gehört zu den Patienten, die ich spontan mag. Die einem sofort sympathisch sind. Auch ohne viele Worte. Ich kann das oft nicht erklären, sehe ich doch viele Patienten und Patientinnen durch den Tag hinweg, und alle werden von mir natürlich nach bestem Wissen professionell behandelt. Selbstverständlich auch wenn sie unfreundlich oder unsympathisch sind. Ich muss ja nicht mit jedem menschlich gut klarkommen. Aber manche mag man eben besonders. Und Herr Vasilakis ist so jemand. Ich mag ihn von der ersten Sekunde an. Da mir aufgrund seiner klinischen Situation, die mich beunruhigt, zunächst nicht viel Zeit bleibt, entscheide ich mich ohne ein weiteres Gespräch und Hin und Her zunächst für die Beatmung über eine Maske und das Verabreichen von Morphin. Erst mal Ruhe reinbringen, erst mal die Atmung kontrollieren, Sauerstoff zuführen. Ihn stabilisieren. Während ich das Morphin injiziere und ihm die Maske aufsetze, lächelt Herr Vasilakis mich an, ganz freundlich. Ich frage mich, wie man in so einer Situation so liebevoll lächeln kann. »Gleich wird das mit der Luft besser«, flüstere ich ihm zu, während ich seine Hand greife, »und dann schauen wir, woher die Luftnot kommt.« Er nickt und drückt meine Hand. Sprechen unter der Maske, die mit Druck das Luft-/Sauerstoffgemisch in die Lunge presst, ist schwierig.

Ihr müsst euch diese NIV (nicht-invasiven Beatmungs)-Masken und die Beatmung dahinter in etwa so vorstellen, als stündet ihr im Windkanal, und zwar unmittelbar vor dem Ventilator. Mit jedem Atemzug unterstützt die Maschine mit Druck den Atemhub und sorgt so dafür, dass mehr Sauerstoff als vorher die Lungenbläschen erreicht. Das ist erst mal ziemlich heftig, und die Patientinnen und Patienten sträuben sich anfangs oft noch, merken dann aber schnell Erleichterung und Besserung, so dass sie sich nach einer Gewöhnungsphase anpassen und ruhig atmen können. Auch Herr Vasilakis spürt, wie es ihm allmählich bessergeht, und ich registriere eine passable Sauerstoffsättigung und schwindende bläuliche Lippenfärbung. Zeit durchzuatmen. Im wahrsten Sinne des Wortes. Für ihn und mich. Noch weiß ich nicht, woher die Luftnot kommt. Zu einem ausführlichen Gespräch mit dem Patienten war noch keine Zeit, hier hat die Notversorgung erst mal Priorität. Herr Vasilakis ist ganz ruhig, er ist nicht panisch und lässt alles geduldig über sich ergehen.

»So, jetzt schauen wir mal, warum Sie so schlecht Luft bekommen«, erkläre ich ihm. Und er lächelt und nickt wieder. Was für ein zauberhafter Mensch. Ich habe das Gefühl, als würde er sich permanent entschuldigen wollen, meine Zeit in Anspruch nehmen zu müssen. Aber dafür bin ich doch da!

Ich begebe mich auf Ursachenforschung, und während ich gerade im Begriff bin, mein Stethoskop rauszukramen, klingelt mein Telefon.

»Der Schnelltest ist positiv. Ich hab die PCR jetzt angesetzt.« Schwester Hilde war mal wieder schneller als ich. Gut, dass man sich auf die Kollegen immer verlassen kann. Schnelltest: positiv.

»Bitte nicht der nächste Covid-Patient«, seufze ich und blicke Herrn Vasilakis an. Er lächelt weiter. Unaufhörlich. Und nickt. Ich kann da eigentlich schon gar nicht mehr gut hinsehen. Es löst bei mir ein beklemmendes Gefühl aus. Vielleicht ist es diese Kombination aus Hilfsbedürftigkeit, Dankbarkeit und Hoffnung, dass einem nun sicher geholfen wird. Und das geht ganz klar an meine Adresse. Damit kann ich nicht immer cool umgehen. In dieser Situation und mit der Diagnose schon gar nicht. Unter der Maske erahne ich ein »Danke, dass Sie sich kümmern«. Ich atme kurz tief durch und beuge mich näher zu ihm herunter, damit er mich verstehen kann.

»Es ist Corona, Herr Vasilakis.« Corona. Ich ahne nichts Gutes. »Haben Sie mich verstanden? Es ist Corona.« Er gestikuliert und sagt irgendwas, ich kann es unter der Maske aber nur schwer verstehen. Ich verstehe einfach kein Wort. Außer sein Lächeln, das verstehe ich auch ohne Worte. Da liegt alles drin: Es tut mir leid. Bitte helfen Sie mir. Danke. »Ach was«, denke ich laut, »einen kurzen Moment wird er auch ohne Maske schaffen«, und nehme ihm die Maske ab.

»Corona?«, japst er. »Ich? Das kann nicht sein!«

»Sind Sie geimpft?«, frage ich schnell, wissend, dass der Impfstatus nicht unwichtig für den Krankheitsverlauf ist.

»Nein, leider nicht.« Lass mich das bitte falsch verstanden haben, lieber Gott! Ich frage noch mal nach: »Sie sind nicht geimpft? Gar nicht? Auch nicht einmal?«

»Nein«, er senkt den Blick, »ich habe das wohl verschusselt …, ich gehe nicht so gern zu Ärzten, da ist man danach immer krank.« Er lächelt verschämt. »Aber Sie sind supernett. Können Sie mich vielleicht impfen? Jetzt? Hier?«

»Ich wünschte, ich könnte«, rutscht es mir raus, »aber es ist leider zu spät.«

Viele Menschen denken, dass in so einer Situation tatsächlich eine Impfung sie noch retten kann. Ich glaube, wenn du nach Luft schnappst, würdest du alles versuchen wollen. Du würdest wahrscheinlich Haus und Hof verschenken, wenn du das Gefühl haben könntest, wieder Luft zu bekommen. Aber auch eine Impfung ist eben nicht das Allheilmittel, schon gar nicht, wenn sie nicht rechtzeitig geschieht. Der Sinn ist ja, dass der menschliche Organismus die »Fremdkörper« aus der Impfung erkennt und dagegen Antikörper bildet. Dieser Prozess dauert sieben bis zehn Tage. Der Körper fährt sein Immunsystem hoch auf Alarmbereitschaft und produziert Abwehrstoffe. Und wenn dann später irgendwann der Körper mit dem tatsächlichen Erreger in Kontakt kommt, steht seine Verteidigungsarmee schon bereit, er muss sie nur noch aktivieren. Deshalb schützt eine Impfung. Der Körper ist gewappnet. Aber nicht, wenn der Körper schon gegen eine Infektion arbeitet und damit beschäftigt ist, alle seine Ressourcen auf Abwehr zu stellen. Denn der Erreger selbst, ob Virus oder Bakterium, ist viel aggressiver. Da muss der Körper so richtig gegen ankämpfen und auch noch in der Infektion selbst Antikörper produzieren. Die hätte man aber bereits, wenn man ihn schon vorher durchs Impfen Teilen des Erregers ausgesetzt hätte – ohne, dass diese krank machen.

Deshalb noch mal für alle erneut zum Verständnis: Wenn ihr mit dem Coronavirus infiziert und im Krankenhaus gelandet seid, hilft keine Impfung mehr. Zu spät! Gleiches gilt im Übrigen auch für andere Erkrankungen, gegen die man impfen kann.

Herrn Vasilakis jetzt zu impfen ist also gar keine Option.

»Sie haben sich infiziert, und ich befürchte, die Lunge ist geschädigt. Wir machen jetzt ein CT und dann sehen wir, wie groß das Ausmaß ist.« Ich positioniere die Maske erneut. Und ich ahne nichts Gutes. Die Atemnot, die schlechte Sauerstoffsättigung. Und das bei fast 40 Grad Fieber. Wenn jemand klinisch so schlecht zurecht ist, kann das nur einen massiven Befall der Lunge bedeuten. Ich rufe den Radiologen an und erbitte notfallmäßig ein CT. Schon jetzt ist mir klar, dass Herr Vasilakis auf eine Überwachungsstation muss, mindestens, eher sogar auf die Intensivstation. Und damit beginnt das nächste Dilemma. Wir haben aktuell keine Intensivkapazitäten. Ich klemme mich ans Telefon, während ich darauf warte, ihn ins CT bringen zu können. Ich will jede wertvolle Minute nutzen und checke sämtliche Intensivbetten im Umkreis. Zwischendurch schaue ich immer wieder nach meinem Patienten – und der lächelt tapfer weiter.

Ein Intensivbett habe ich immer noch nicht gefunden.

Mein Patient ist Ende 50, also nicht hochbetagt, er ist auch nicht dramatisch vorerkrankt, eher das Übliche: etwas Übergewicht, leichter Bluthochdruck. Typischer Durchschnitt würde ich sagen. Aber Corona verschont eben niemanden. Eine Impfung funktioniert wie eine kugelsichere Weste. Du kannst zwar an Armen und Beinen getroffen werden, aber sie schützt dich gut vor lebensgefährlichen Verletzungen. Herr Vasilakis hat keine kugelsichere Weste. Er hat gefühlt momentan nicht mal ein T-Shirt an. Im Prinzip ist er nackt – im Sinne von schutzlos.

»Danke, dass Sie mich nicht verurteilen.«

»Verurteilen, warum?«, frage ich nach, und er lächelt verschämt: »Weil ich nicht geimpft bin.«

»Nein, ich verurteile Sie nicht. Wie kommen Sie darauf?«

Doch jetzt ist nicht die Zeit, über solche Themen zu sprechen. Es gibt sicher Menschen, die in der Notaufnahme landen, denen ich einen Vortrag halten möchte über ungesunden Lebenswandel und fahrlässige Versäumnisse. Herr Vasilakis gehört nicht dazu.

»Ich habe es einfach verschusselt.« Diese Worte klingen nach. Einfach verschusselt? Ich denke immer noch drüber nach, während wir Herrn Vasilakis ins CT bringen. Wie viele Menschen landen mit Covid-19 auf der Intensivstation, weil sie die Impfung einfach bisher aus welchen Gründen auch immer versäumt haben? Nein, Herr Vasilakis ist kein Impfgegner. Er ist kein Verschwörungserzähler. Kann man sagen, er hat einfach Pech gehabt? Ich weiß es nicht. Ich bin Ärztin und kann jetzt nur mit den Fakten arbeiten. Aber ich mache mir große Sorgen, sein Schicksal lässt mich nicht kalt. Wie auch? Ich sehe den Menschen, der nach Luft ringt, der freundlich ist, von dem ich mir wünsche, dass wir uns in einer anderen Situation kennengelernt hätten. Nicht in der Notaufnahme. Nicht so.

Gestern ist er noch munter durchs Leben gegangen. Und heute … Ich versuche nicht zu verzweifeln. Und vor allem, mir weiter nichts anmerken zu lassen.

In Deutschland sind 76,2 Prozent der Bevölkerung grundimmunisiert, also zweimal geimpft. Bei den Boosterimpfungen sind es 61,9 Prozent (Stand August 2022). Das bedeutet aber nicht, dass alle, die nicht geimpft sind, Coronaleugner oder gar Impfgegner sind. Nein, es gibt eben auch jene,

- die tatsächlich noch nicht gut informiert sind
- die es »irgendwie versäumt« haben
- die noch Fragen haben und sich nicht gut genug aufgeklärt fühlen: »Keine Zeit, mache ich nächste Woche.«

Auch das lehrt mich die Notaufnahme: Es fehlt in Sachen Covid-19 und Impfung offenbar immer noch an Aufklärung und Information. Es gibt in jeder deutschen Stadt zig Impfzentren (das Redaktionsnetzwerk Deutschland zum Beispiel hat dazu eine interaktive Karte auf rnd.de), Hausärzte und mittlerweile auch Apotheken bieten Impfungen an. Auf der Internetseite des Gesundheitsministeriums gibt es umfassende Aufklärung. Aber auch jede und jeder Einzelne von uns sollte nicht müde werden, mit verunsicherten Menschen über die Corona-Impfung zu sprechen.

Für Herrn Vasilakis ist das jetzt aber zu spät.

Wir schieben ihn in den Computertomographen, und dafür muss er flach liegen, das wird er aber in seinem Zustand nicht lange durchhalten können. Wir müssen uns beeilen. Schnell und konzentriert arbeiten. Und Herr Vasilakis? Der ist so tapfer. Er lässt alles über sich ergehen. Ohne zu klagen, immer noch versucht er, sich nicht anmerken zu lassen, wie schlecht es ihm tatsächlich geht. Aber ich merke es.

Das CT bringt es ans Tageslicht und bestätigt meine klinischen Befürchtungen. Beidseitiger massiver Lungenbefall, nur noch zirka 30 Prozent der Lungen sehen einigermaßen gesund aus. Dazu beidseitig Lungenembolien. Ich muss jetzt keine Hellseherin sein. Lange wird er es bei dem Befund nicht mehr schaffen, die nicht invasive Beatmung wird nicht mehr ausreichen, auch wenn ich die Hoffnung nicht aufgebe. Er wird mit hoher Wahrscheinlichkeit sein Bewusstsein verlieren, in Narkose gelegt und invasiv über einen Tubus beatmet werden müssen. Und da sehe ich mal wieder die nackten Zahlen. Und so sehr ich es mir in diesem Moment wünsche: Die Statistik lügt nie. Etwa 50 Prozent der beatmeten Covid-19-Patienten versterben. Also zirka jeder zweite. Da könnte ich auch eine Münze werfen. Ich schlucke. 50 Prozent ist ziemlich viel und vor allem relativ aussichtslos.

Aber ich darf mich nicht in Gedanken verlieren. Ich muss ein Intensivbett suchen. Er muss schnell verlegt werden. Die Notaufnahme ist für ihn der falsche Ort. Ich kann nur kurzfristig überbrücken, die Profis müssen dann alles Weitere tun. Also weiter telefonieren. Ein Intensivbett organisieren. Hoffen und bangen. Nächster Versuch: »Ich brauche dringend ein Intensivbett für meinen Patienten.« Ich erkläre die Situation und seinen kritischen Zustand: »Er ist kurz vor der Intubation.« Und dann endlich: ein Treffer! Nach knappen 60 Minuten werde ich fündig. Wie wir alle wahrscheinlich mittlerweile wissen, werden zahlreiche Intensivbetten »geschlossen«, weil es kein Personal gibt. Das ist das Problem: Pflegemangel. Und das bei zunehmender Zahl an Intensivpatienten. Aber wir haben Glück im Unglück. Also eigentlich Herr Vasilakis.

»Herr Vasilakis, es sieht nicht gut aus. Sie müssen auf eine Intensivstation, und hier sind wir leider voll belegt. Wir bringen Sie jetzt in ein anderes Krankenhaus.«

Ich habe getan, was ich konnte, die Sauerstoffsättigung hat sich gebessert, die Beatmung funktioniert. Aber das sind nur Momentaufnahmen. Wie lange, das weiß ich nicht. Ich weiß aber, dass dieses komische Gefühl in mir aufsteigt. Ein Gefühl, das ich versuche zu verdrängen, zu verstecken. Dieses Gefühl der Hilflosigkeit, dieses Gefühl, dass das hier nicht gut ausgeht. Aber mir bleibt vorerst nur, mich von ihm zu verabschieden. Ich möchte keine Prognose abgeben, möchte ihm nicht sagen, dass die Statistik schlecht aussieht. Was ich fühle und glaube, tut hier nichts zur Sache. Und ich habe auch gar keine Zeit, mir weiter Gedanken zu machen. Denn in der Notaufnahme warten bereits die nächsten Patienten.

In diesem Moment kommen schon die Jungs vom Rettungsdienst. Sie werden übernehmen und Herrn Vasilakis in unser Schwesterkrankenhaus auf die Intensivstation bringen. Ich mache noch schnell mit dem begleitenden Notarzt eine kurze Übergabe. Als das Monitoring umgekabelt, die Beatmung erneut angeschlossen ist und mein Patient auf der Rettungsdiensttrage liegt, winkt er uns tatsächlich allen noch mal zu. »Danke«, schnauft er. Ich schaue ihm hinterher, wie er die Notaufnahme verlässt und in den RTW verbracht wird. Dann geht die Tür zu.

Nun müssen die Kollegen weitermachen. Der Kampf um das Leben von Herrn Vasilakis hat gerade erst begonnen.

Das weiß ich, aber ob Herr Vasilakis das auch versteht? Ob er das Ausmaß erkennt?

Meine Gedanken werden jäh gestoppt.

»Ja, Jan, was ist?«

»Bauchschmerzen in der U3. Kannst du übernehmen?«

»Klar, bin unterwegs.« Neuer Alarm, ein neuer Patient. Mein Dienst ist nicht zu Ende, die Notaufnahme macht eben keine Pause. Lässt keine Zeit zum Luft holen und durchatmen. Und schon gar nicht zum Verarbeiten. Ich möchte eigentlich gerade nur nach Hause.

Irgendwann ist mein Dienst endlich vorbei. Ich packe meine Sachen und verlasse heute niedergeschlagen, traurig und unzufrieden das Krankenhaus. Es gibt solche Tage, da möchte man einfach nur unter einer dicken Decke verschwinden. Ja, heute empfinde ich es so: ENDLICH Feierabend.

Und dann sitze ich irgendwann zu Hause auf meinem Sofa eingekuschelt in meiner Wolldecke und schalte die Tagesthemen an. Na prima, die Menschen sind mal wieder auf die Straße gegangen. Nein, nicht für faire Löhne oder eine schnelle Klimawende, sondern gegen Corona-Maßnahmen. Ich starre wie gelähmt auf diese Bilder von Aufmärschen gegen das Impfen. Da schwenken Menschen (teilweise mit ihren Kindern) bunte Plakate, und ich lese Sätze wie »Diktatur wegen eines erfundenen Virus!« Klar, das hat sich irgendjemand ausgedacht. Was für ein Schwachsinn! Eine Demonstrantin kreischt hysterisch, das Virus sei so »harmlos wie eine Grippe!«. Ich denke an Herrn Vasilakis. Der keine Luft mehr bekommt, der Hilfe beim Atmen braucht – auf einer Intensivstation.

»Verurteilen Sie mich nicht«, hat er gesagt.

Nein, ich mache ihm keinen Vorwurf, weil er die Impfung »verschusselt« hat. Ich bin verzweifelt, dass es so weit kommen musste. Und dass da draußen immer noch Leute rumlaufen, die uns Mediziner und Medizinerinnen beschimpfen, die von Impflügen reden und lebensgefährlichen Unsinn erzählen. Ich kann es einfach nicht mehr ertragen. Es schmerzt mich.

Herr Vasilakis geht mir nicht aus dem Kopf, und so entscheide ich mich, gleich am nächsten Tag nach meinem Dienst noch zu ihm ins Krankenhaus zu fahren. Ich will wissen, ob sein Zustand sich verändert hat. Als ich auf die Intensivstation komme, treffe ich Carsten, er ist hier Intensivpfleger.

»Und wie geht's ihm?«

Carsten wiegt den Kopf. »Na ja, den Umständen entsprechend. Wir versuchen zu überbrücken. Noch ohne Tubus.«

»Ist er wach?«, frage ich hoffnungsvoll.

»Ja, noch. Komm, wir gehen zu ihm.« Carsten lächelt mich an, aber er sieht müde aus. Abgekämpft. Während wir zu Herrn Vasilakis' Zimmer laufen ist es wieder da: Dieses Gefühl. Dieses »Lieber-Gott-bitte-ein-Wunder-Gefühl«. Ich bin angespannt. Wir betreten das Zimmer. Ja, er ist wach. Gott sei Dank, denke ich, als er mich anlächelt. Er hat mich sofort erkannt. Trotz Schutzkleidung.

»Hallo, Herr Vasilakis«, wende ich mich ihm sanft zu. Er nickt. Aktuell wird er über eine Highflow-Nasenbrille beatmet, so bekommt er einigermaßen ausreichend Sauerstoff. Das ist etwas angenehmer für die Patienten, wenigstens kann man sich so ein wenig unterhalten. Es ist zwar immer noch anstrengend für ihn, und er spricht langsam, aber verständlich. Er weiß genau, wer ich bin. Und das, obwohl ich in meiner Corona-Schutzkleidung aussehe wie ein Marsmännchen. Ich würde mich wahrscheinlich selber nicht erkennen. Aber Herr Vasilakis schon: »Hallo, das ist aber toll, dass Sie vorbeikommen«, sagt er. »Danke für gestern.«

»Wie fühlen Sie sich?«

»Mir geht's sehr gut. Ich schaff das schon.« Mir schnürt

es die Kehle zu. Ich weiß nicht, ob du es schaffst, denke ich, während ich auf Monitor und Atemfrequenz schaue. »Ich bin Ihnen zutiefst dankbar, darf ich mich, wenn ich hier raus bin, mit einem Essen bedanken? Wir Griechen sind sehr gastfreundlich!« Der Gedanke an südländische Gastfreundschaft und griechisches Essen ist für mich gerade sehr weit weg. Ich habe weder Appetit noch Hoffnung. Ich wünschte mir so sehr, ich würde diese Einladung irgendwann annehmen können. Ich drücke kurz seine Hand. Herr Vasilakis scheint voller Hoffnung zu sein, er redet und redet, so fühlt es sich zumindest an, ich merke aber, wie sehr es ihn anstrengt. Vor allem seine Dankbarkeit rührt mich zutiefst.

»Ich bin Bauingenieur, wenn ich hier rauskomme, dann baue ich Ihnen, was Sie wollen, danke, dass Sie so freundlich sind.« Ja, genau so hat er es gesagt. »Ich bete für Sie!«

Ich schlucke. Nein, denke ich, ich bete für dich. Und zwar dafür, dass sich hier die Hoffnung in Wirklichkeit verwandelt, dass du aus dem Krankenhaus entlassen werden kannst. Was bleibt mir anderes übrig. Aktuell kann ich nicht mehr tun, als freundlich zu sein, zugewandt und empathisch.

»Sie sollen mir nichts bauen, ich habe alles, was ich brauche. Ich wünschte mir nur so sehr, Sie hätten sich impfen lassen, dann wäre uns dieser schlimme Verlauf mit hoher Wahrscheinlichkeit erspart geblieben. Vielleicht wären Sie krank geworden, aber nicht so schlimm, dass ich Sie auf eine Intensivstation hätte verlegen müssen« … und Sie mit dem Tod ringen, denke ich weiter, sage es aber nicht. Es bleibt mir im Hals stecken. Ich habe mittlerweile so viele Klöße im Hals, dass mir das Sprechen fast schwerer fällt als meinem Patienten.

Er greift meine Hand: »Frau Doktor, bitte versprechen Sie mir eins: Sorgen Sie dafür, dass die Menschen sich impfen lassen. Sagen Sie ihnen, wie schlecht es mir geht. Dass ich so blöd war, zu warten.«

»Ja«, nicke ich, »das will ich versuchen.«

»Alle sollen sich impfen lassen! Bitte!« Und da wird mir doch klar, dass Herr Vasilakis offenbar sehr genau weiß, wie es um ihn steht. Obwohl es ihm angeblich »sehr gut geht« und »alles okay« ist. Ob er es unterbewusst wahrnimmt? Nein, nichts ist okay. Aber er kämpft, er will die Hoffnung nicht aufgeben, deshalb schaut er weiter nach vorne. Das ist gut, diese Einstellung ist gut für den Heilungsverlauf. Niemals aufgeben!

»Ich bete für Sie. Und für all die anderen netten Ärzte und Schwestern, die sich um mich kümmern«, wiederholt er. Ich bin fassungslos. Was für ein liebenswerter Mensch, ich möchte ihn in den Arm nehmen und ihm sagen, dass alles wieder gut wird. Und nicht nur, um ihn aufzumuntern, sondern weil es meine Überzeugung wäre, aber das ist es eben leider nicht. Ich kann ihm das nicht sagen, denn dann würde ich ihn anlügen.

Ich sehe ihm an, dass er das tief in seinem Unterbewusstsein weiß. So wie ich. Bei diesem Verlauf sieht es nicht gut aus, nein, ich habe kein gutes Gefühl. Aber ich will nicht recht haben, ich will hoffen, ich verweigere die Wirklichkeit.

Wir schweigen eine Weile, die Zeit scheint stillzustehen. »Würden Sie heute etwas in Ihrem Leben anders machen?«, frage ich ihn.

Er schüttelt leicht den Kopf. »Nein, nichts. Mein Leben ist toll.« Ich nicke und versuche zu lächeln. »Oder doch: Eins hätte ich anders machen sollen. Mich impfen zu lassen. Dass ich das verschusselt habe, war der größte Fehler.« Ich blinzele kurz und vertreibe eine Träne. Ich möchte jetzt weg hier. Ich halte das nicht länger aus.

»Ich komme wieder, Herr Vasilakis. Sie müssen sich jetzt ausruhen.« Ein letztes Mal nehme ich seine Hand. Unsere Blicke treffen sich. Wir verharren einen Moment, und es ist, als würden wir uns verabschieden. Als stünde die Welt für diesen einen klitzekleinen Moment ganz still. Nur für uns. Wir nicken uns zu. Ich lasse die Hand los und verlasse wortlos den Raum.

Auf dem Flur atme ich tief durch. Jetzt schießen mir die Tränen in die Augen. Diese Ohnmacht, diese Hilflosigkeit.

Beten will er für uns. Und kochen – wenn alles vorbei ist. Ich kann nicht aus meiner Haut. Ich bin traurig. Und mir wird wieder einmal bewusst, dass wir Menschen oft leichtsinnig und fahrlässig mit dem größten Gut, das wir haben, umgehen: unsere Gesundheit. Ich will niemanden verurteilen, schon gar nicht Herrn Vasilakis. Ich werde weiter appellieren, auch wenn ich verdammt müde bin. Und unendlich traurig. Und es mir wirklich Kraft raubt. Ich möchte genau solche Krankheitsverläufe wie diesen verhindern. Um jeden Preis.

Auch nach meinem Besuch muss ich immer wieder an Nikos Vasilakis denken, und nach ein paar Tagen mache ich mich erneut auf den Weg zur Intensivstation. Carsten ist auch da. Wir treffen uns auf dem Flur.

»Ich wollte noch mal nach Herrn Vasilakis schauen«, setze ich an, da unterbricht er mich schon: »Wir bleiben aber heute vor der Tür.« Ich bin paralysiert. Das bedeutet nichts Gutes. Gemeinsam gehen wir den Flur entlang bis zur Zimmertür. Ich kann durch die Scheibe schauen, dahin, wo unser Patient liegt. Ich traue mich fast gar nicht, hinzusehen.

»Keine 36 Stunden nach deinem letzten Besuch mussten wir intubieren«, berichtet Carsten mit leiser Stimme. Ich merke, wie mich die Situation übermannt. Der Anblick des Patienten, von dem ich nur den Hinterkopf sehe, wie er in der Kopfschale gestützt auf dem Bauch liegt. Wie der Beatmungsschlauch unter ihm bis zur Maschine reicht, die in festem Takt die Ein- und Ausatmung übernimmt. Es ist schrecklich. Vor ein paar Tagen haben wir uns noch unterhalten, und jetzt liegt er da intubiert in Bauchlage. Ich kann den Anblick nur schwer ertragen. Und da taucht wieder die Statistik in meinem Kopf auf.

»Wie viele intubierte Covid-Patienten haben wir hier gerade?«, frage ich Carsten. »Zwei.« Pause.

»Das heißt statistisch gesehen: Einer wird sterben«, sage ich leise.

»Ja, wir haben eine Fifty-fifty-Chance.« Die erste Träne wische ich noch weg, danach lasse ich sie einfach laufen. Ich weiß auch nicht mehr, wohin mit mir.

Ein paar Tage später habe ich Dienst in der Notaufnahme, und an diesem Tag schleicht sich immer wieder Herr Vasilakis in meine Gedanken. Irgendwie habe ich ein komisches Gefühl. Ich beschließe noch mal auf der Intensivstation anzurufen und mit meinem ärztlichen Kollegen zu sprechen.

»Ich wollte mal nachfragen, wie …« Er unterbricht mich.

»Er ist heute Morgen verstorben, Caro.« Ich bin wie gelähmt. Unzählige Gefühle durchfluten mich: Trauer, Hilflosigkeit, Ohnmacht. Dann kommt die Wut. Ich bin wütend auf die Situation, auf die Hilflosigkeit, auf die verschusselte Impfung, auf einfach alles. Auf Leugner, Demonstranten, Menschen, die mich in den Sozialen Medien angreifen und beschimpfen. Dieser Tod ist so sinnlos. So unnötig. So schmerzhaft. So wie jeder Tod eigentlich, aber nicht jeder Tod ist verhinderbar. Vor allem so leicht. Ein Pieks hätte ihn wahrscheinlich gerettet. Ja, das ist sinnlos.

Es ist vorbei.

22 Tage, 9 Stunden und 13 Minuten nach Eintreffen in der Notaufnahme ist Nikos Vasilakis verstorben.

Er hat gekämpft. Er hat verloren. Wir haben gekämpft. Wir haben verloren. Alle haben verloren. Mit Tränen in den Augen, denke ich an seine Worte. »Hätte …«

Wie oft habe ich schon »Hätte ich mal …« von Patienten in der Notaufnahme hören müssen. Ich sehe dieses Leid der Menschen, wir kämpfen um ihr Leben. Ich bin wütend. Mütend reicht da nicht mehr. Und trotzdem mache ich weiter. So wie viele andere Kollegen und Kolleginnen auch. In einem Facebook-Posting gedenke ich Herrn Vasilakis und versuche auszudrücken, was die Impfdebatte, die Demonstrationen, die Hassnachrichten zu dem Thema mit mir und vielen von uns machen: Wer behauptet, dass Impfen nicht schützt, der LÜGT oder ist nicht in der Lage, Studien zu lesen. Ich bin es leid. Es ist anstrengend, es ist zermürbend. Die Kraft schwindet. Bei vielen. Aber wir werden hier stehen. Im und trotz Gegenwind. Bis es auch der Letzte versteht. Jemand, der das

Gefühl nicht kennt, eine flehende Hand zu greifen und in Augen zu blicken, die dich voller Angst ansehen, kann es wahrscheinlich nicht nachvollziehen. Und es ist wahrlich eins der Gefühle, die man nicht braucht, die aber viele von uns Tag für Tag sehen. Ohne sie sehen zu wollen.

DIE ANGST VOR DER ANGST

Angst ist allgegenwärtig. Ich sehe eine zunehmende Anzahl an Patienten, die davon betroffen sind, aber eben auch wir als Behandler leiden darunter. Es muss nicht immer die klassische Angst sein, »das Monster lauert unterm Bett« oder »ich fürchte mich im Dunkeln«, auch Trauer und Depression sind oft Ausdruck von Überforderung, Angst, dass einem alles über den Kopf wächst. Die übersteigerte Angst ist tatsächlich die häufigste psychische Erkrankung in Deutschland. Und deshalb liegt mir dieses Thema am Herzen. Ich kenne dieses Gefühl aus unterschiedlichen Perspektiven. Persönlich, beruflich, als Ärztin, als Mensch.

Ich kenne die »normale gute« Angst, ich weiß aber auch, was passiert, wenn sie dauerhaft belastet und zur gesundheitlichen Gefahr werden kann.

Wenn Angst dein Leben bestimmt, solltest du dringend etwas ändern. Denn dann ist Angst ein schlechter Berater. Aber sie ist nicht generell schlecht. Angst ist prinzipiell vom Körper clever eingerichtet, denn sie hilft uns, Gefahren zu erkennen und zu vermeiden.

Nicht gut ist aber, wenn wir tatsächlich nicht mehr handlungsfähig sind. Wenn Angst uns im wahrsten Sinne des Wortes lähmt.

In meinem Fall wäre es ziemlich schlecht, wenn ich als Notärztin plötzlich wie angewurzelt in Schockstarre verfallen und nicht mehr funktionieren würde. Ja, funktionieren. Abläufe laufen Gott sei Dank automatisch ab. Das schützt uns Ärzte und Ärztinnen in diesem Moment vor Emotionen. Und das ist gut so. Denn Emotionen wie Angst, Furcht, Trauer würden uns vom Wesentlichen ablenken. Ich darf mich nicht vor abgetrennten Gliedmaßen ekeln, darf nicht weinen, wenn ein Kind verunfallt, darf keine Angst haben, wenn ich mich abseilen lassen oder in die Höhe begeben muss. Denn dann kann ich meinen Job nicht machen. Deshalb hangeln wir uns – emotionslos – an Algorithmen entlang. Die Emotionen haben aber ihre Daseinsberechtigung und bekommen nach dem Einsatz ihren Raum. Das ist okay. Das müssen wir sogar ein Stück weit zulassen, um nicht abzustumpfen, oder all die Gefühle mit nach Hause zu nehmen und still vor uns hinzuleiden. Wir müssen sie verarbeiten. Dazu gehört auch die Auseinandersetzung mit Ängsten.

Aber was ist mit den Patientinnen und Patienten? Was ist mit der alten Dame, die im Schockraum landet, die von vielen unbekannten Menschen »belagert«, angefasst, verkabelt wird. Die hat keinen Algorithmus. Das verunfallte Kind, das nach seiner Mama schreit, kennt kein »Bleib-mal-ruhig-und-lass-deine-Emotionen-zu-Hause«. Es hat Angst. Und das ist normal. Aber für uns Helfer ist es mitunter sehr schwierig, weil aus Angst Panik wird; und jemand, der in Panik verfällt, nicht zugänglich ist, dem kann man nicht gut zureden. Da setzt der Fluchtreflex ein. Der- oder diejenige möchte einfach nur weg. Aus der Situation fliehen. Aber die Verletzung hindert ihn oder sie. Vielleicht ist er eingeklemmt. Oder verspürt Todesangst, weil er Luftnot hat.

Situationen, in denen Helfer diesen Menschen ein gutgemeintes »Beruhigen Sie sich!« entgegenbrüllen, sind nicht zielführend, nicht angemessen und schon gar nicht sinnvoll. Jemand, der droht zu ersticken, der Todesangst hat, bei dem startet auch ein bestimmter automatisierter Vorgang – nämlich der »Ich-muss-alles-tun-um-zu-überleben«-Algorithmus. Und da hilft ein »Bleiben Sie ruhig« überhaupt nicht. Die Menschen hören es nicht einmal. Das Adrenalin, welches bei Angst in Massen prompt ausgeschüttet wird, verhindert sogar, dass er oder sie sich auf mich konzentrieren kann. Also hilft da nur, die Situation unter Kontrolle zu bringen. Mit aller Macht. Und das ist dann tatsächlich meine Aufgabe. Gerade ängstliche oder gar panische, schreiende Kinder sind ein enormer Stressor. Nicht nur für sie selbst und die Eltern, sondern auch für uns. Daher: Kind abschirmen und mit Medikamenten sedieren. Das passiert zum Beispiel über die Nase, geht schnell und beruhigt Kind, Eltern und die Situation. Alle können durchatmen.

Von außen mag das manchmal nicht nachvollziehbar sein, mitunter sogar brutal aussehen. Wenn wir zu zweit ein Kind festhalten, das aus vollem Herzen schreit, um ihm etwas zu applizieren. Natürlich machen wir das nicht gerne. Aber der Zweck heiligt die Mittel. Das Kind hat Angst. Es ist in Panik. Und die kann ich schnell lösen. Und wenn das Kind dann ruhig und friedlich schläft, sind auch die Eltern beruhigt.

Ja, ich wünschte, ich könnte so einfach allen die Angst nehmen. Auch mir manchmal.

Natürlich habe auch ich Ängste. Wie wir alle.

Unsere Welt bietet ja leider viele Anlässe, sich Sorgen zu machen. Beunruhigende Nachrichten aus aller Welt prasseln täglich auf uns ein. Und auch in unserem Mikrokosmos spüren wir unsere Ängste. Angst, dass meinen Kindern etwas zustößt, ist sicher ein Thema, was mich mein ganzes Leben begleitet. Ich kenne nämlich die andere Seite, die mir jedes Mal die Kehle zuschnürt: Wenn ich als Notärztin eine Mutter oder einen Vater anrufen muss. Und die Worte Sturz, Kind, Hubschrauber, bewusstlos und Schockraum so verpacken soll, dass sie möglichst schonend rüberkommen. Ein Ding der Unmöglichkeit. Ich stelle mir vor, wenn ich mit zittrigen Händen zum Telefon greife, um eine derartige Hiobsbotschaft an einen Elternteil zu überbringen, wie es mir den Boden unter den Füßen wegreißen würde, wenn mich eine Notärztin, und sei sie auch noch so freundlich und ruhig, anrufen würde, um mir möglichst schonend beizubringen, dass etwas mit meinen Kindern passiert sei. Ja, vor so einem Anruf habe auch ich Angst.

Und ich kann auch die hysterisch schreiende Mutter, die am Telefon zusammenbricht, verstehen. Ich breche innerlich mit zusammen. Ja, da fällt es mir schwer, emotionslos zu bleiben. Aber muss ich das?

Als Notfallmedizinerin sehe ich oft Panik in den Augen der Patienten und Patientinnen, in den Gesichtern der Angehörigen. Sie stellt sich sehr unterschiedlich dar. Manche weinen und schreien, andere sind wie gelähmt. Angst äußert sich als Wut, als Aggression, als Traurigkeit oder als Schockstarre.

Logisch, werdet ihr jetzt vielleicht sagen, in solchen

Situationen hat jeder Angst. Vollkommen normal! Das hat ja mit einer Angststörung nichts zu tun. Richtig.

Tatsache ist aber, dass sowohl medizinisches Personal als auch Patientinnen und Patienten, die mit massiven Angstgefühlen konfrontiert wurden, danach nicht einfach zur Tagesordnung übergehen können (oder sollten). Vielleicht möchten sie alles am liebsten verdrängen, nicht mehr dran denken, schnell vergessen. Aber genau hier liegt die große Gefahr.

Angst muss gelöst werden. Als Notfallmedizinerin kann ich das in der jeweiligen Situation schnell medikamentös erledigen. Aber nur kurzfristig. Denn die Angst kommt unter Umständen wieder, und irgendwann geht sie nicht mehr weg. Und daher kommt dann auch die erschreckend hohe Zahl der Angsterkrankungen.

Deshalb nähern wir uns mal Schritt für Schritt:

Was ist eigentlich Angst?

Angst ist erst mal vollkommen normal. Und sogar gut. Dieses Alarmsystem wurde uns schon vor zig Millionen von Jahren mit auf den Weg gegeben, und ohne wären wir wahrscheinlich längst ausgestorben. Denn wenn so ein Säbelzahntiger um die Ecke kam, sorgte eine Extraportion Adrenalin dafür, dass die Menschen flüchteten. Oder kämpften.

Adrenalin und Cortisol sind sogenannte *fight and flight*-Hormone. Säbelzahntiger sind zwar ausgestorben, aber die hormonelle Ausstattung ist uns geblieben. Die Neurotransmitter sorgen dafür, dass wir zu einer Kampf- oder Fluchtreaktion überhaupt körperlich in der Lage sind. Wird unser Gehirn mit einer bedrohlichen Situation konfrontiert, sendet es Impulse durch unser vegetatives Nervensystem, und im Innern unserer Nebennieren wird Adrenalin freigesetzt. Das strömt dann durch unseren Körper. Herzschlag und Atemfrequenz erhöhen sich. Das macht uns wach, aufmerksam, reaktionsfreudig. Hält diese Dauerbelastung, also die Bedrohung an, kommt noch Cortisol hinzu. Das kennen wir auch als Stresshormon (siehe Seite 249 »Stress lass nach«). Cortisol versetzt uns zusätzlich in Alarmbereitschaft, es gibt uns Energie. Denn nur mit Hilfe dieser Neurotransmitter können wir fliehen oder kämpfen. Mal wieder eine supertolle Eigenschaft unseres Körpers.

Hätten wir keine Angst, wäre das heute immer noch problematisch. Wir kennen das von kleinen Kindern, die Bedrohungen erst lernen und erfahren müssen, wie die Gefahr, die von einem Bus ausgeht, der plötzlich um die Ecke kommt. Sie würden einfach dem Ball hinterherlaufen, der auf die Straße rollt. Die gesunde Angst sorgt dafür, dass wir vielleicht nicht den dunklen einsamen Weg nach Hause nehmen. Angst, und damit die Ausschüttung von Adrenalin und Cortisol, ist auch dann ein wichtiges Warnzeichen, wenn wir die Bedrohung noch gar nicht realisiert haben. Weil es unbewusst und extrem schnell abläuft. Angst ist für unseren Körper also nichts anderes als Stress. Das liegt schon an der Ausschüttung der Stresshormone. Das erklärt eben auch, warum wir zu panischen Patienten keinen Zugang bekommen. Da helfen statt gutem Zureden tatsächlich Medikamente als Einziges. Ich kann so die Ausschüttung der Stresshormone stoppen. Damit ist der Teufelskreis unterbrochen. Sonst wird der ganze Organismus immer weiter in Alarmbereitschaft versetzt.

Wie funktioniert dieses Alarmsystem in unserem Körper?

Über die Sinnesorgane gelangen Informationen in unser Gehirn. Also wir sehen etwas, riechen, hören, schmecken oder spüren. Das Essen schmeckt extrem bitter (Achtung, Vergiftung!), wir hören ein heranbrausendes Auto, wir sehen einen Kampfhund auf uns zulaufen, wir riechen Rauch oder Gas, wir spüren Schmerz (extreme Hitze zum Beispiel).

Diese sinnlichen Informationen werden über einen Bereich im Gehirn (Thalamus) weitergeleitet. Für den Körper heißt das: Gefahr im Verzug, die Info muss extrem schnell an den Mann bzw. die Frau gebracht werden. Deshalb führt der schnellste Weg direkt zur Amygdala. Der sogenannte Mandelkern in unserem Hirn ist Teil des limbischen Systems, wo unter anderen unsere Emotionen geregelt werden. Vor allem entstehen hier die Angstgefühle. Kommt also die Info in der Amygdala an, löst sie sofort Alarm aus. Angst warnt uns. Gut so.

Wann aber ist Angst schlecht?

Angst kann dann ungesund sein und uns krank machen, wenn sie irrational ist oder uns auf Dauer in diesem Stressmodus gefangen hält. Denn das schadet unserem Organismus.

Manchmal, das erlebe ich in der Notaufnahme, haben die Menschen diffuse Ängste, sie wissen gar nicht so genau, wovor sie sich eigentlich fürchten. Sie verspüren eine generelle Verunsicherung, Nervosität, eine permanente latente Bedrohung. Zum einen ist es wahrscheinlich die

Situation, in der sie plötzlich gelandet sind. Denn echte Notfälle plant man ja nicht, man plant keinen Herzinfarkt, keinen Verkehrsunfall. Und deswegen ist es umso wichtiger, dass wir jeden Patienten individuell betrachten, ihn ernst nehmen und empathisch sind. Nicht genervt, übermüdet, abgestumpft oder von oben herab. Dass wir selbst unsere Gefühle im Griff haben. Sie ebenfalls wahr- und ernst nehmen, sie nicht verdrängen.

Zum anderen gibt es aber auch viele andere Ängste, die dauerhaft zur Belastung werden können: Existenzängste, quälende Sorgen, Angst, den Erwartungen und Anforderungen des Alltags nicht gerecht zu werden. Diese Ängste unterscheiden sich zwar von den akut auftretenden in der Notaufnahme, man muss sie aber auch wahrnehmen, ihnen Raum geben und sie bearbeiten.

Denn leider kann man immer noch nicht oft genug erwähnen, dass dauerhafte psychische Belastungen (und dazu gehört Angst zweifelsohne) zu körperlichen Erkrankungen führen können. Eben auch bei medizinischem Personal. Psyche und Physis sind in unserem System eng miteinander verknüpft. Schwirren dauerhaft große Mengen an Adrenalin und Cortisol durch unseren Körper, macht das krank. Nicht nur bezüglich Angststörungen. Es können auch Herzprobleme auftreten, ein Stressmagen, Hauterkrankungen … Die Liste ist lang.

Und Angsterkrankungen sind eben leider keine Seltenheit mehr, im Gegenteil. Die Gruppe der Angststörungen ist mittlerweile die häufigste psychische Störung in Deutschland. Laut der Deutschen Gesellschaft für Psychiatrie und Psychotherapie, Psychosomatik und Nervenheilkunde e. V. (DGPPN) leiden zirka zwölf Millionen Menschen unter einer behandlungsbedürftigen Angststörung. Und leider gehen Angststörungen oft auch mit einer Suchterkrankung oder Depression einher.

Angst produziert – logisch – negative Gefühle und Gedanken. Die lösen in unserem Gehirn die physiologische Reaktion aus. Das ist einfache Chemie. Durch Ausschüttung der Botenstoffe (Hormone, Neurotransmitter), die unseren Körper stressen, sind all die schönen Stoffe wie zum Beispiel Dopamin, Serotonin und Endorphine aus dem Rennen. Denn es gibt für unser Gehirn keinen Anlass, die Ausschüttung dieser körpereigenen gesunden »Drogen« zu veranlassen. Dopamin, Serotonin und Endorphine nennt man »Glückshormone«. Das sind die guten, die uns glücklich machen! Ihre Ausschüttung funktioniert natürlich genauso wie bei den Stresshormonen: über die Sinne. Wenn wir gestreichelt werden, etwas Schönes sehen, unser Lieblingslied hören. Oder verliebt sind. Diese Botenstoffe brauchen wir, damit wir uns wohlfühlen, glücklich und entspannt sind. Hat uns aber die Angst fest im Griff, verhindert sie alles Schöne und Gute. Keine Chance. Ein Problem übrigens bei Depressionen. Man empfindet keine Freude mehr. Unser biochemischer Organismus kommt aus dem Gleichgewicht: zu viel Adrenalin und Cortisol. Zu wenig Dopamin, Serotonin und Endorphine. Gerät dieses System dauerhaft in Schieflage, kann das gesundheitliche Folgen haben. Und das ist mess- und nachweisbar: Menschen mit Depressionen haben einen sehr niedrigen Serotoninspiegel, Verliebte und Glückliche einen sehr hohen.

Wenn das System also sozusagen permanent im Keller ist, werden wir traurig, wütend, niedergeschlagen, antriebsschwach. Weil einfach die schönen Stoffe nicht ausgeschüttet werden. Wie auch? Unser Gehirn ist dauerhaft damit beschäftigt, die Amygdala auf Trab zu halten, und die macht einfach nur ihren Job: Sie feuert wie blöd. Dafür können wir sie nicht verurteilen. Und die permanente Angst führt zu Traurigkeit, Niedergeschlagenheit, Wut und Trübsinn und macht am Ende unsere Seele krank. Wir leiden. Die Angst nagt an unserer Psyche. Das ist kein Gefühlszeug oder Psychoquatsch, wo ein bisschen »Kopf hoch!« hilft, sondern Biochemie. Neurowissenschaft.

Da ich ja selbst mal nach einem Einsatz an einer posttraumatischen Belastungsreaktion litt, wie ich in meinem Buch »Eine für Alle« beschreibe, weiß ich, wie sich überschießende Neurotransmitter anfühlen. Trauer, Panik, Angst, depressive Verstimmung. Ich habe es geschafft, dank Therapie und professioneller Hilfe, das zu überstehen. Es hat mich tatsächlich stärker, aber auch wachsamer werden lassen, was mein Umfeld angeht. Ich skaliere sehr fein und sensibel und scanne meine Kollegen, ob es ihnen gut geht oder sie etwas belastet. Deswegen ist es mir wichtig, euch mitzunehmen und zu informieren, wann und warum dieses eigentlich überlebenswichtige und normale Gefühl der Angst krankhaft wird. Wie können wir selbst, ihr selbst erkennen, dass die Angst über ein normales Maß hinausgeht und vielleicht Hilfe von Fachärzten oder Therapeuten notwendig ist?

Wenn uns also

- etwas so sehr beschäftigt, dass es unseren Alltag beeinträchtigt
- wir nicht mehr konzentriert arbeiten können

- keinen erholsamen Schlaf finden
- die Angst immer da ist und uns gefangen hält

dann ist Hilfe notwendig. Sprecht mit eurem Hausarzt!

Was könnt ihr selbst tun?

STOPP sagen, wenn die Gedanken wieder nur um dieses eine Thema kreisen, was euch Angst macht.

Sport, Bewegung und frische Luft wirken Wunder, weil es zur Ausschüttung der Glückshormone führt, die wir so dringend brauchen, denn da freut sich unser Gehirn, und die Amygdala kann sich von dem ganzen Stress erholen. Sie hat endlich Pause.

Apropos Gehirn: Ihr könnt es einfach mit schönen Dingen beschäftigen. Ablenkung ist tatsächlich das Zauberwort. Einen Film schauen, ein Buch lesen (aber keines, das euer Angstthema befeuert!), sich mit Freunden treffen. Was auch immer euch Freude macht.

Ablenkung bedeutet nicht Verdrängung! Ihr dürft euch mit dem Thema beschäftigen, aber alles zu seiner Zeit. Räumt euch dafür ganz bewusst begrenzte Zeiträume ein. (Nicht abends im Bett! Da sollte man schlafen oder andere schöne Dinge tun.)

Und zu guter Letzt: Lösungen suchen. Grübeln und dabei immer tiefer in die Angstspirale zu geraten ist gefährlich.

Und wenn eure Partnerin, euer Bruder, eure Mutter, wer auch immer, Ängste haben, dann versucht, sie abzulenken, und unternehmt was. Aber werft ihnen nicht vor, den Hintern nicht hochzubekommen. Das wissen sie selber, das hilft ihnen nicht. Bleibt dran, bleibt hartnäckig, nehmt die Angst ernst. Und bleibt liebevoll!

Wir sollten das Gehirn nicht unterschätzen. Es ist nicht nur zum Denken da. Dort oben werden die Informationen, die von außen über alle Sinne an uns herangetragen werden, weiterverarbeitet. Und lösen Gefühle aus. Wir selbst haben es in der Hand, dafür zu sorgen, dass unser Gehirn nicht ständig mit dem Angstzentrum kommuniziert.

Angst ist gut, Angst rettet Leben. Aber sie sollte wie alle anderen Gefühle auch nur eins von vielen sein. Und uns nicht beherrschen.

Und jetzt los. Geht raus. Tut euch was Gutes. Seid glücklich. Verliebt euch. Dann hat die Amygdala keine Chance mehr.

Zur Not gibts hier Hilfe:

- Akute Hilfe bei Angst: Deutsche Telefonseelsorge 116 123. Die Nummer ist rund um die Uhr erreichbar, anonym und kostenfrei.
- Deutsche Angst-Hilfe www.angstselbsthilfe.de

AUF DER SUCHE NACH DEM KICK

Ich habe mir abgewöhnt zu urteilen. Oder besser: zu verurteilen. Denn jeder von uns hat eine andere Messlatte, nach der er sein Leben ausrichtet: Was bei dem einen auf totales Unverständnis stößt, mag für den anderen ganz normal sein. Wir sind alle anders, deuten und verhalten uns anders, und deshalb sollten wir unserem Gegenüber seine Freiheit zugestehen. Aber es gibt eben Grenzen.

Die Literatur streitet sich, welchem Philosophen folgendes Zitat zuzuordnen ist, wahrscheinlich war es Immanuel Kant; das ist mir im Zweifel auch egal, aber es trifft es ganz gut:

»Die Freiheit des Einzelnen endet da, wo die des Anderen beginnt.«

So. Das trifft es auf den Punkt. Und ja, das darf man dann auch mal kommentieren. Denn Grenzgänger und auch Grenzüberschreiter der eigenen Freiheit habe ich als Notärztin dann doch das ein oder andere Mal erlebt. Sie sind im wahrsten Sinne des Wortes zu weit gegangen.

Ich habe noch nicht ganz die Notaufnahme betreten, da kommt mir Schwester Nadja schon kopfschüttelnd entgegen und weist kommentarlos auf die U1. Untersuchungszimmer 1. Auf meine Frage nach »Oh, schon Kundschaft?« reagiert sie lediglich mit einem schulterzuckenden »Ich geb's auf. Echt.« Wenn Nadja schon resigniert, dann kann ich sicher davon ausgehen, dass wir es mit einem Spezialfall zu tun haben.

Okay, das interessiert mich schon sehr, ich verzichte auf meine Morgenroutine (lauwarmer Kaffee, ausgeblichener blauer Kasack) und schmeiße mir einfach nur den Arztkittel über. Normalerweise benutze ich ihn gar nicht, außer in solchen Momenten, wenn es schnell gehen muss, weil meine Notaufnahmeneugier mich überwältigt und ich mich beeile, sie zu befriedigen.

Apropos befriedigen. Denn darum geht's im Endeffekt. So könnte man den ganzen Wahnsinn zusammenfassen. Dass mich so 'ne Hardcore-Nummer unverhofft an einem unschuldigen Sonntagmorgen treffen würde, damit hatte ich tatsächlich nicht gerechnet.

Dann mal los. Ich öffne die Tür. Vor mir ein gut aussehender junger Mann, Typ Banker, sportlich gekleidet, frisch rasiert, also die Morgentoilette scheint vor dem Besuch in der Notaufnahme noch drin gewesen zu sein, scanne ich ihn unmittelbar und suche mal wieder den Notfall. Arme und Beine sind noch dran, kein schmerzverzerrtes Gesicht, eher ein bisschen verhalten und auf den Boden starrend, kann ich da jetzt auf den ersten Blick keine Bedrohung erkennen. Aber das soll ja nix heißen. Er wirkt aufgeräumt und freundlich, eher peinlich berührt.

»Guten Morgen, was verschlägt Sie zu so früher Stunde in die Notaufnahme?«, begrüße ich ihn freundlich, während ich mich bei der Vorstellung, dass meine Familie sich in ihren warmen Betten gerade noch mal eingekuschelt umdreht, dasselbe frage. Und als ich mich gerade so gedanklich in Daunenfedern wähne, erwischt es mich eiskalt.

»Ich brauche die PEP.«

So, Schluss mit weichen warmen Daunen – Willkommen in der Welt der Infektionskrankheiten. Danke schön, lieber Sonntag. Bis jetzt warst du noch so unschuldig, fast jungfräulich. Ich fing gerade an, dich zu mögen.

»Äh, nun mal langsam. Was brauchen Sie und vor allem warum? Ich kann ja nicht jedem, der hier hereinspaziert, irgendwas aufschreiben.« Auch wenn viele denken, wir sind so 'ne Art Drogeriemarkt, wo man sich rund um die Uhr mit allem eindecken kann, was man gerade braucht. Mein »Sonntagmorgen-sieben-Uhr-Notfall« räuspert sich kurz, anschauen mag er mich aber immer noch nicht. Er spricht zum Linoleumboden.

»Ich mach's kurz, und ich habe jetzt auch gar keine Lust auf langes Blabla! Ich komme gerade von einer Party, hatte Sex mit unterschiedlichen Männern, ich weiß nicht mit wem, mit wie vielen und wer alles einen Samenerguss hatte. Jedenfalls weiß ich, dass ich nun die PEP brauche.«

Gut, ich bin dann jetzt wohl endgültig aus meinem Sonntagsblues erwacht, und in meinem Kopf sehe ich nun eher einen schlecht inszenierten Schwulenporno im Darkroom statt süß träumender Kinder in Daunenbettwäsche. Schönen Dank, diese Bilder habe ich mir jetzt mal so gar nicht gewünscht.

Und jetzt fragt ihr euch wahrscheinlich: Hä, PEP? Nee, hier geht es nicht um Amphetamine, die umgangssprachlich auch als »Pep« bezeichnet werden. Die gibt's in der Notaufnahme nicht, allerdings würde mich auch nicht wundern, wenn der ein oder andere selbst das von uns erwarten würde. Gemeint ist auch nicht ein bisschen Pep im Sinne von Schwung oder Elan, wobei ich den ehrlich gesagt an diesem Morgen in der Notaufnahme gebrauchen könnte. Was Mr. Loverboy (Sorry, aber noch hat er keinen Namen) tatsächlich meint, ist die PEP. Und das steht für Postexpositionsprophylaxe. Ja, liebe Freundinnen und Freunde, jetzt bekommt ihr ein paar Spezialinfos, mit denen ihr auf der nächsten Party so richtig schön angeben könnt. Klugscheißen deluxe. Und das ganz ohne Amphetamine (davon rate ich dringend ab). In der Medizin sprechen wir von Exposition, wenn Menschen (können auch Tiere sein, aber wir bleiben hier mal bei unseren Artgenossen), schädigenden Umwelteinflüssen wie zum Beispiel Krankheitserregern ausgesetzt sind. Die Postexpositionsprophylaxe (das Wort müsst ihr euch mal auf der Zunge zergehen lassen oder auch fürs nächste Scrabble vormerken!) wird also eingesetzt, wenn jemand Krankheitserregern (Bakterien, Pilze, Viren oder Parasiten) ausgesetzt war und nachher vorsorglich Maßnahmen ergriffen werden, damit es nicht zu einer Erkrankung kommt. Eigentlich eine großartige Erfindung. Da hat die Forschung sich jahrzehntelang den Kopf zerbrochen, was man tun kann, wenn Menschen sich mit irgendwas infiziert haben, um sie dann nachträglich vor Schlimmeren zu bewahren. Hammer! All den klugen Forscherinnen und Forschern sei Dank! Hier sei als eine Möglichkeit die Einnahme von einem Antibiotikum mit dem Wirkstoff Ciprofloxacin erwähnt, welches beispielsweise medizinisches Personal einnimmt, wenn sich im Verlauf der Behandlung bei einem Patienten eine Hirnhautentzündung herausstellt, die durch Bakterien verursacht wurde. Die ist nämlich hochgradig ansteckend. Und durch die einmalige Einnahme schützen wir uns und verhindern die Ansteckung. Merke: ein Schutz im Notfall. Ich bin dankbar, dass es so etwas gibt.

Aber nun gedanklich zurück in den Darkroom. Es gibt nämlich auch eine HIV-Postexpositionsprophylaxe. Heißt, der Mann war eindeutig die ganze Nacht potenziell schädigenden Krankheitserregern ausgesetzt (zum Beispiel dem Humanen Immundefizienz-Virus, also HIV) und möchte jetzt nachträglich vorsorgen. Idealerweise geschieht das unmittelbar nach Kontakt, also schnellstmöglich, sonst innerhalb von 24 Stunden. Klar soweit?

Schön, dann gehen wir jetzt zurück in die Notaufnahme.

»Jetzt muss ich noch mal nachfragen, Herr …?«

»Schildhorn. Sascha.«

»Ja, Herr Schildhorn, Sie wissen aber schon, dass Sie hier in einer Notaufnahme sind?«

Natürlich verschreiben wir die PEP, haben sogar die erste Dosis immer vor Ort, damit wir sie zügig verabreichen können und die Patienten nicht erst noch zur Apotheke laufen müssen. Das würde Zeit kosten, es handelt sich ja schließlich um eine dringende Einnahme, aber in so einem Fall? Das ist ja wohl mal absolut kalkuliert. Bewusst riskiert.

Kleine Zusatzinfo für euch: Die HIV-PEP ist eine NOTFALLBEHANDLUNG! Wenn zum Beispiel beim Sex mit einem HIV-positiven Partner das Kondom gerissen ist. Oder ungeschützter Oralverkehr stattgefunden hat und im Nachhinein erfährt das Gegenüber von der Infektion.

Wenn sich ein Drogensüchtiger das Besteck mit einem HIV-positiven Menschen geteilt hat. Alles Fälle, die nicht vorhersehbar waren. Wie das bei Notfällen nun mal so ist. Die Kolleginnen und Kollegen von der Forschung haben keine Spaßpille erfunden. Und das scheint auch Herr Schildhorn zu wissen, der kennt sich nämlich prima mit der ganzen Materie aus. Wahrscheinlich sogar besser als ich, als ich damals in der Notaufnahme anfing.

»Klar weiß ich das, normalerweise muss ich hier ja auch nicht hin. Für solche Aktionen wie heute Nacht gibt's ja die PREP.«

Ich muss mich setzen. Vielleicht sollte ich mich einmal im Kreis drehen und die Erde wieder in ihre Bahn bringen.

»Die PREP?«, rutscht es mir heraus. »Für solche Aktionen gibt es die PREP?«

Mit diesen Dingen bin ich tatsächlich erst seit meiner Notaufnahmetätigkeit vertraut. Als Anästhesistin hat man sonst eher weniger mit Infektiologie und allem was dazugehört zu tun. Und ich erinnere mich noch, wie auch ich mal Google bemühen musste, um überhaupt den Unterschied zwischen PREP und PEP zu verstehen. Zunächst dachte ich, es handele sich um das Gleiche, jemand hätte es nur fehlerhaft ausgesprochen. Es war für mich so etwas wie MfG oder HDGDL. Die Einnahme von Prä- oder Postexpositionsprophylaxen hatte ich bis dato nicht auf dem Schirm. Nur einmal, als ich selbst die PEP einnehmen musste, weil ich mich beim Legen einer Thoraxdrainage geschnitten hatte. Der Patient war HIV-positiv, und da wir somit Blutkontakt hatten, musste ich bis zum Nachweis der Viruslast des Patienten, also ob unter seiner HIV-Therapie überhaupt HIV-Viren nachweisbar waren, die PEP einnehmen. Als sich herausstellte, dass er mit seiner Therapie gut eingestellt war, gab's Entwarnung, und ich konnte die PEP absetzen. Eine HIV-Infektion lässt sich heutzutage nämlich Gott sei Dank gut behandeln und der tatsächliche Ausbruch von AIDS somit weitestgehend vermeiden. Und mein Fall ist noch mal ein gutes Beispiel, wofür die Postexpositionsprophylaxe da ist. Eigentlich!

Okay, was ist also die PREP? Die Präexpositionsprophylaxe können seit September 2019 gesetzlich Krankenversicherte in Deutschland zum Schutz vor einer HIV-Infektion sogar auf Kassenrezept verordnet bekommen. Warum? Die PREP kommt für Personen mit einem substanziellen HIV-Infektionsrisiko in Frage. Hier handelt es sich um eine vorbeugende Maßnahme mit Hilfe antiretroviraler Medikamente. Sie erlaubt, dass Menschen mit einem HIV-positiven Partner eine Beziehung führen können, ohne in ständiger Angst leben zu müssen. Sie ermöglicht also beiden Partnern eine Partnerschaft und schafft Sicherheit. Dafür können wir dankbar sein. Sie ist eine tolle Erfindung, aber eben keine Freifahrtpille für lustige Sexorgien. Tatsächlich ist laut Ärzteblatt (von November 2021) in Deutschland die Zahl der geschätzten HIV-Neuinfektionen im Jahr 2020 gesunken. Und die Verhinderung von Neuinfektionen ist auch auf die Präexpositionsprophylaxe zurückzuführen.

Um diese Zauberwirkung weiß offenbar auch mein »Patient«.

»Noch mal zum Verständnis«, frage ich ganz unverblümt, wenn ich ihn schon mal hier sitzen habe, »für solche Fälle gibt es die PREP? Nur dass ich das richtig verstehe, man holt sich ein Rezept für die Präexpositionsprophylaxe, begibt sich dann ›gut gewappnet‹ bewusst in einen Darkroom, um dann ungeschützten Geschlechtsverkehr mit unterschiedlichen Menschen zu haben, bei denen weder bekannt ist, wer sie sind noch ob sie nicht Geschlechtskrankheiten haben und ich mich anstecken kann?« Während ich das sage, merke ich, dass ich mehr zu mir selbst spreche und diese Frage tatsächlich rhetorisch betrachte. Ich bin bis dato von einem klaren »NEIN« als Antwort ausgegangen. In meiner Welt.

In Saschas Welt ist die Antwort eine andere. Sein Blick wandert weiter über den Linoleumboden und weicht mir aus. »Ja, so in etwa.« Ich beherrsche mich. Aber jetzt ist es eigentlich auch egal. Mehr kann man die Hosen nicht runterlassen. Und das ist in diesem Fall wohl wörtlicher gemeint, als es mir lieb ist.

»Dann hab' ich noch 'ne blöde Frage: Warum benutzt man nicht einfach ein Kondom? Ich meine, jeder soll Sex haben, mit wem er wann wie möchte, aber man hat doch auch eine Verantwortung für sich und andere, und das scheitert an einem hauchdünnen Stück Latex?«

»Das ist ja gerade der Kick.« Er grinst. Sorry, mir ist jetzt echt nicht nach Grinsen zumute. »Der Kick? Dass man sich anstecken kann? Erzähl mir nicht, dass man das Kondom in so einem Szenario noch merkt!«

»Doch, der, der es überzieht und trägt, merkt es.«

Jetzt ist es auch egal, dass ich noch nicht gefrühstückt habe, denn mir ist endgültig der Appetit vergangen.

»Leute, seid ihr eigentlich komplett wahnsinnig? Ich meine schön und gut. Es ist eure Entscheidung: jetzt Medikamente mit Nebenwirkungen einnehmen zu müssen, weil man ein Stück Latex verschmäht, aber vor einer Infektion mit HIV hätte ich tatsächlich am wenigsten ›Angst‹. Was ist mit Hepatitis, Tripper, Syphilis? Es ist doch absolut naiv zu glauben, nur HIV habe den Passierschein in den Darkroom.«

Ich möchte gar nicht wissen, was da drin noch so alles passiert. So wie dieser Typ hier drauf ist, würde er mir glatt alles in bunten Farben schildern.

»Das gehört einfach dazu.« Ich fürchte, Sascha Schildhorn meint das gerade ernst.

»Nee, echt nicht!« Ich muss mich aktiv runterpegeln. »Testet man sich wenigstens regelmäßig? Oder kommt man da nur rein, wenn man nachweislich keine ansteckenden Krankheiten hat?«

»Naja, sollte man. Aber es kontrolliert keiner. Ich für meinen Fall lasse mich regelmäßig auf alles testen und abstreichen.«

Naja, so ein Wattestäbchen in der Harnröhre scheint der nächste Fetisch zu sein, denke ich. Sage es aber nicht. Steht mir nicht zu. Ich kann aber nicht aus meiner Haut. Schlechte Pokerspielerin, ihr erinnert euch. Offenbar pokern die Jungs im Darkroom aber gern. *All in* mit der eigenen Gesundheit. Da steht verdammt viel auf dem Spiel. Aber für Sascha und viele seiner Mitspieler offenbar kein Ding: Kickt halt.

Bevor ich mich weiter über die Verantwortungslosigkeit von Darkroom-Betreibern aufregen kann, haut Herr Schildhorn den nächsten Hammer raus.

»Und da ich eigentlich nicht jedes Mal in die Notaufnahme kommen möchte, lasse ich mir von meiner Mutter die PREP verschreiben. Die ist nämlich auch Ärztin.«

Nicht jedes Mal! Ich muss mich verhört haben! Ich weiß gerade gar nicht, worüber ich mich zuerst und am meisten aufregen soll. Über das »nicht jedes Mal« oder die Mama! Aha. Mama (eine Kollegin!) verschreibt ihrem Sohn den Freifahrtschein beziehungsweise den Freivögelschein, und dann geht's ab in den Darkroom? Sorry, mein Sonntag ist gelaufen. Und Sascha scheint zu merken, dass mir mein Hippokratischer Eid gerade im Hals steckenbleibt.

»Bevor Sie jetzt so gucken: Das, was Sie mir gerade erzählen, habe ich mir von meiner Mutter auch ständig anhören müssen, allerdings hat sie irgendwann aufgegeben. Seitdem gibt's das Rezept. Nur gestern habe ich sie nicht erreicht, und Medikamente hatte ich auch keine mehr. Deswegen bin ich heute hier.«

Ich atme einmal ganz tief durch. Oder besser fünfmal. »Sie sagen es: Medikamente. Es sind Medikamente! Mit Wirkung und Nebenwirkung. Richtig. Keine Smarties, oder M&M's. Sondern Medikamente. Schon mal die Packungsbeilage gelesen?«

Ich merke, wie ich unsachlich und ungeduldig werde. Ich habe mir wirklich vorgenommen, immer neutral zu bleiben. Leben und leben lassen. Aber dieser Notaufnahmebesuch ist nicht nur unnötig, sondern schlichtweg mit einfachen Mitteln zu verhindern. Mit einem Millimeter Latex, um genau zu sein. Nicht nur deutlich günstiger und nebenwirkungsfrei (Kondome gibt's übrigens auch ohne Latex), sondern auch ein Rundumschutz vor jeglichen sexuell übertragbaren Krankheiten.

Und darauf wird dann wegen »des Kicks« verzichtet? Nee, sorry, da kann ich nicht sachlich bleiben.

Und was meine Kollegin, Herrn Schildhorns Mutter betrifft, da fasse ich mir erst reflexhaft an den Kopf. Ist die noch ganz bei Trost? Dann aber denke ich darüber nach. Und je länger ich darüber nachdenke und mir vorstelle, mein Sohn stünde so vor mir, desto vorsichtiger werde ich mit meinem Urteil. Ich bin ja auch Mutter. Was würde ich tun? Schließlich will man nur das Beste für seine Kinder. Und da steht die Gesundheit ganz oben. Wahrscheinlich hat sich die arme Frau den Mund fusselig geredet – gebracht hat es nichts. Und dann hat sie wohl aus purer Ohnmacht und Verzweiflung zur PREP-Waffe gegriffen. Damit ihrem Kind nichts passiert. Wissend, dass das weder optimal noch die eigentliche Lösung ist. Ich würde wahrscheinlich sogar ähnlich handeln. Aber ich bin mir sicher, nicht bis in alle Ewigkeit, nee, das sicher nicht. Ich bin der Meinung, ein erwachsener Sohn muss für sein (bewusstes, kalkuliertes) Handeln die Verantwortung übernehmen. So schwer es uns als Eltern auch fallen mag. Vielleicht würde ihn das auch von seinen irrsinnigen Eskapaden kurieren, denn es zwänge ihn zur Eigenverantwortung. Vielleicht dächte er einmal mehr drüber nach, wenn nicht automatisch ein Rezept in der Küche liegt, wenn es aufs Wochenende zugeht. Ich bin hin und her gerissen. Kann eben doch nicht immer nur die Ärztin sein. Da schlägt auch noch ein Mutterherz in meiner Brust.

Und so stehe ich vor Sascha, der vielleicht Anfang 20 ist und ungeduldig mit den Füßen scharrt und würde ihm gerne so viel sagen. Aber die Zeit läuft. Das scheint er dann doch zu kapieren.

Murrend bitte ich Schwester Nadja, die PEP zu holen. Mit dieser Anamnese muss ich ihm das aushändigen. Ein Risiko besteht ja schon. Aber auch sie kann sich das

Augenrollen nicht verkneifen. Und ich mir den Kommentar nicht:

»Bitte schlafen Sie, mit wem Sie wollen. Aber denken Sie beim nächsten Mal daran, dass Sie eine Notaufnahme aufsuchen. Eine NOTaufnahme. Wir beleben wieder, flicken Verunfallte, bringen Kinder in der Rettungswagenanfahrt auf die Welt. Und tatsächlich habe ich mittlerweile keine Lust mehr, dass wir die persönlichen Versäumnisse der Menschen ausbügeln müssen. Das, was Sie da treiben, ist absolut fahrlässig!«

Meine Laune ist mittlerweile echt mies. Und der Sonntag hat gerade erst begonnen. Ich bin auch nur ein Mensch. Und mir fehlt an dieser Stelle wirklich jegliches Verständnis dafür, dass man nicht nur seine eigene Gesundheit (bitte sehr, dann aber hinterher nicht jammern), sondern auch die anderer gefährdet! Wegen des eigenen Kicks gefährdet man Menschen. Nein, da kann ich nicht objektiv bleiben. Und diese Laune liegt jetzt nicht an meinem nüchternen Magen. Nein, die Laune liegt an Mr. Kick und das nur stellvertretend für alle anderen Mr. and Mrs. Kicks und deren fehlende Eigen- und Fremdverantwortung. Ich bin nicht die Sittenpolizei. Und ich habe mir das Missionieren abgewöhnt. Jeder soll tun und lassen, was er will. Ich weigere mich nur, zu akzeptieren, dass man dann die Notaufnahme oder den Rettungsdienst unnötig beansprucht – und das sage ich dann tatsächlich auch.

Natürlich hat er nicht nur die PEP erhalten. Sondern auch ein Rezept für die weiteren Einnahmen. Denn die Medikamente der HIV-Postexpositionsprophylaxe müssen über einen Zeitraum von mindestens vier Wochen eingenommen werden, da in so einem Fall (»mehrere Männer, ich weiß nicht wer!«) ja keiner nachvollziehbar der vermeintlich Infizierte ist. Mit einer Pille ist es ja dann nicht getan. Aber den ein oder anderen Spruch hat er auch noch bekommen. Rezeptfrei. Zumindest hat er das klaglos ertragen. Wohl wissend, dass meine Ansage nicht unbegründet war. Ob ihn das kuriert hat? Leider nicht. Zumindest nicht in diesem Moment.

Wie viele Menschen sehen wir tagtäglich, die wegen Unachtsamkeit im Umgang mit sich und anderen die Gesundheit riskieren? Die vielleicht gar nicht verstehen, wie groß das Ausmaß ist, was sie da in Kauf nehmen. Bis hin zur Todesfolge oder lebenslangen Folgen und Einschränkungen. Und das für »einen Kick«.

Kick. Man könnte das K auch durch ein F ersetzen. Wie die folgende Geschichte zeigt. Denn Verantwortungs- und Sorglosigkeit ist kein männliches Phänomen. Und es muss auch nicht immer ein verruchter Sexclub oder Darkroom sein, also im Verborgenen stattfinden. Aber das war mir auch erst klar, nachdem ich die Bekanntschaft mit einer ganz besonderen »Patientin« gemacht hatte.

Ich betreute beim Rock am Ring-Festival als Notärztin das Sanitätszelt. Leute …, ich rede jetzt mal nicht von den ganzen Alkohol- und Drogenopfern, die sich da so zusammenfinden. Von kleinen Wehwehchen und Verletzungen bis hin zu gebrochenen Armen und Füßen, ausgekugelten Schultern und Schnittverletzungen.

Nee, die beste Szene, also im Sinne von unfassbar, lieferte doch tatsächlich ein 16-jähriges Mädchen, das uns im Sanitätszelt besuchte, mit, sagen wir mal: einer komischen

Bitte, die sie mir breit grinsend, unverblümt an den Kopf warf:

Sie hätte jetzt gern mal die Pille danach.

Gut, das lassen wir kurz so stehen. In unserem Zelt kotzen die Jugendlichen, sie haben Kreislaufprobleme, irgendeine Droge nicht vertragen oder sich an einer Glasscherbe geschnitten. Rein, raus. Und dann spaziert hier eine muntere Michelle rein und flötet: »Hi, ich hab eine Bitte …«

Okay, da muss ich mal nachhaken: »Darf ich fragen warum?«

Ich meine, warum jemand die Pille danach möchte, kann ich als Ärztin ja schon grob abschätzen, aber hier würden mich die genaueren Hintergründe schon interessieren. Michelle kichert.

»Ich hatte gerade Sex.« Na dafür reicht meine Auffassungsgabe wohl gerade noch.

»Äh, hier?«, frage ich etwas konsterniert und mich verzweifelt umblickend, mehr aus reinem Sensationsjournalismus als aus medizinischen Gründen. Das darf auch mal sein. Wenigstens bin ich ehrlich.

»Ja, hinten bei den Dixi-Klos.« Michelle scheint das kein bisschen peinlich oder unangenehm zu sein. Liegt vielleicht an ihrem Gemütszustand oder dem flottierenden Dopamin, was der Dixi-Sex ausgeschüttet hat.

»Auf dem Dixi-Klo?«, wiederhole ich etwas irritiert.

»Nee, dahinter. Die Schlange war so lang und der Typ hinter mir …« –

»Hinter dem Klo? Mit irgendeinem Typen?« Da muss ich mich wohl verhört haben. Ich versuche die Fassung zu bewahren.

»Ja, das war total langweilig, die ganze Rumsteherei, und da haben wir einfach die Zeit genutzt.« Michelle mag mich für spießig halten, aber ich wäre jetzt wirklich nicht auf die Idee gekommen, dass wenn einem in der Toilettenschlange langweilig wird, man mit seinem Hintermann vögelt. War mir neu. Bis zu diesem Moment. Also weniger wegen der Tatsache, dass man Sex hat, sondern mehr so das Benutzen der Worte Sex, Dixi-Klo und Pille danach in unmittelbarem Zusammenhang.

So. Da stehst du dann mit deinem Arztlatein. Fassungslos und irgendwie auch ein bisschen verzweifelt.

Denn natürlich haben wir auf einem Festival Notfallrucksäcke, chirurgische Utensilien und alles dabei, was man sich so vorstellen kann – für NOTfälle –, aber nein, die Pille danach war nicht eingeplant. Sollten wir aber wohl. Notiz an mich: beim nächsten Festival mitbringen.

Abgesehen von einer möglichen Schwangerschaft, die dann – Achtung! – Auswirkung auf das ganze Leben hat, (wie erkläre ich meinem Kind, dass ich den Vater nicht kenne, und ihn nur mal am Dixi-Klo getroffen habe?), will ich eigentlich wieder die Predigt über Geschlechtskrankheiten, Vorsorge und auch Minderjährigkeit loslassen, entscheide mich dann aber aufgrund von Michelles Gangbild und dem Geruch aus jeder Pore ihres kleinen Körpers nach zu urteilen (schätzungsweise 1,5 Promille) dagegen.

Zumal im Hintergrund gerade die Toten Hosen zu spielen beginnen. Wie passend: »*Es kommt die Zeit, ohoo, in der das Wünschen wieder hilft* ….« Ja, so ist es. Ich summe ein wenig mit. Und so realisiere ich, dass die Aufmerksamkeit von Michelle jetzt eher Campino als der genervten Notärztin gilt.

»Wir haben hier die Pille danach nicht, die musst du dir in der Apotheke holen, gibt's mittlerweile rezeptfrei, aber hin musst du schon selbst.« Das scheint Michelle total doof zu finden und verdreht die Augen.

»Ach, Scheiße!« Jetzt soll sie sich auch noch SELBST kümmern! Mit einem Ohr ist sie sowieso schon draußen an der Bühne, und vielleicht trifft sie ja auch noch den Dixi-Typen irgendwo wieder, da kann man die Bekanntschaft noch mal vertiefen. Ich notiere ihr die nächstgelegene Apotheke, schreibe auf einen anderen Zettel Datum und Uhrzeit und gebe ihr beides.

»Du solltest nicht so lange warten, am besten innerhalb der nächsten drei Tage!«, rufe ich ihr noch hinterher, aber da hüpft Michelle schon davon. Na ja, eigentlich wankt sie mehr.

Ich stehe fassungslos im Zelteingang, und mir bleibt nur zu hoffen, dass sie es rechtzeitig bis zur Apotheke schafft, um die Pille danach einzuwerfen. Und hoffentlich findet sie meinen Zettel und hat morgen nicht vergessen, was da so am Dixi-Klo passiert ist.

Die Pille danach. Haben wir alle schon mal gehört. Und auch hier handelt es sich nicht um eine prima Erfindung der Pharmaindustrie, die uns Frauen zu mehr Spaß und Spontaneität verhelfen wollte. Klar, die Pille danach soll eine Schwangerschaft nach ungeschütztem Geschlechtsverkehr verhindern. Und je eher die Pille danach eingenommen wird, umso sicherer wirkt sie. Je nach Produkt sollten das maximal 72 oder 120 Stunden sein. Wer will, kann sich da sehr gut und ausführlich bei pro familia erkundigen. Aber auch hier geht es wieder um den Notfall: Ein gerissenes Kondom, man hat die Pille vergessen oder die Wirkung könnte durch eine Magen- und Darmerkrankung nicht mehr zuverlässig gewährleistet sein. Oder im schlimmsten Fall: nach einer Vergewaltigung. Aber es scheint so, als sei auch hier ein Notfallmedikament zur Spaßpille mutiert. Sie ist seit 2015 rezeptfrei in der Apotheke erhältlich, und seitdem registriert man steigende Verkaufszahlen: 2014, als sie noch rezeptpflichtig war, wurde die Pille danach 484 000-mal verkauft. 2016 ging sie 757 000-mal über den Ladentisch. Und 2020 wurde sie 848 000-mal verkauft. Also, Tendenz steigend.

Was könnte man daraus schließen? Genau. Es scheint auch hier so zu sein, dass ein Notfallmedikament »zweckentfremdet« wird. Und zum vergnüglichen Dixi-Quickie verleitet. Hat die freie Verkäuflichkeit die Hemmschwelle gesenkt? Die Vermutung liegt zumindest nahe. Vor ein paar Jahren musste man noch zum Arzt, der einem dann das Rezept ausstellte, das ist schon aufwendiger und vielleicht auch peinlicher. Man muss unangenehme Fragen beantworten, vielleicht hat man auch einfach nur das Gefühl, dass es unangenehme Fragen sind. Und ich kann mir gut den ein oder anderen ärztlichen Moralapostel vorstellen. Da ist so ein Gang zur Apotheke um die Ecke einfacher und auch anonymer. Oder ersetzt die Pille danach vielleicht sogar die lästige Einnahme der Antibabypille, die man ja jeden Tag nehmen muss? Das sind alles Spekulationen. Wir wissen es nicht. Was mir Michelles Fall aber zeigt, ist die mangelnde Fürsorge, die da an den Tag gelegt wird. Fürsorge uns selbst und anderen gegenüber. Verantwortung? Vorsicht? Ach komm, da gibt's doch was in der Apotheke! Oder mangelt es tatsächlich an Aufklärung? Denn auch hier geht es doch nicht nur um ungewollte

Schwangerschaften, sondern auch um sexuell übertragbare Krankheiten. Sicher laufen da draußen nicht Millionen von Michelles rum (das hoffe ich jetzt einfach mal!), aber doch offenbar einige, die schnell mal fünfe gerade sein lassen. Im Drogen- oder Alkoholrausch, oder weil es einfach gerade so lustig ist. Oder langweilig. Und wir im Sanitätszelt haben ja für alle Probleme eine Lösung in der Tasche. Nein, haben wir nicht. Schon gar keine Mittel gegen mangelnde Eigenverantwortung.

Ich habe mal wieder etwas gelernt. AIDS ist offenbar für einige Leute ein Phänomen der Achtziger, und dank der Pharmaindustrie haben wir ja heute PEP und PREP! Beide Präparate haben übrigens Nebenwirkungen wie Übelkeit, Durchfall, Kopf-, Bauch- und Gelenkschmerzen sowie Müdigkeit oder Schlafstörungen. Die Einnahme von PREP verringert zudem die Leistungsfähigkeit der Niere. Von der Auswirkung auf andere Organe ganz zu schweigen. Aber das nimmt man dann gerne mal für einen schönen Abend in Kauf. Und was die Michelles dieser Welt betrifft: Mädchen! Kauft euch eine Packung Kondome für alle Fälle, wenn solche Abenteuer unbedingt sein müssen. Das sind doch alles gesundheitliche Risiken und Gefahren, die man vermeiden kann! Das wäre nicht nur vorausschauend, sondern vor allem verantwortungsbewusst. Euch und euren Sexualpartnern gegenüber! Vielleicht ist das für einige das ultimative Gefühl von Freiheit. Tun und lassen zu können, was man will. Mit wem man will. Wann man will. Ja, das ist toll, aber es gibt Grenzen …

Und deshalb kommen wir zum Schluss noch mal auf den Philosophenspruch vom Anfang zurück. Ein sehr schlauer Satz zum Thema Grenzen der Freiheit wurde nämlich schon früher in einem anderen Zusammenhang formuliert, 1789 in der französischen Erklärung der Menschen- und Bürgerrechte: »*Freiheit besteht darin, dass man alles das tun kann, was einem anderen nicht schadet.*« Wie wäre es, wenn wir uns diesen Spruch einfach mal an die Kühlschranktür hängen? Der ist nämlich nicht nur wahr in Bezug auf Geschlechtskrankheiten und ungewollte Schwangerschaften.

#MACHTGLÜCKLICH

DAS WUNDER VON WITTLICH (II)

»Hallo, ich bin Johanna. Ich habe den Artikel über Sie gelesen, und mein Papa kam nach Kammerflimmern am Dienstag nach Wittlich. Eine Ärztin mit Heli war da, und ich frage mich die ganze Zeit, ob Sie das wohl waren?«

»Wie heißt dein Papa? Ich denke, ja, das war ich.«

»Karl-Heinz S.«

»Ja, das war dein Papa. Jetzt habe ich Gänsehaut. Ich muss weinen. Ich hoffe, es geht ihm gut.«

»Sie haben angeblich noch Daumen hoch gezeigt, als er weggefahren ist.«

»Ja, das stimmt.«

»Er ist gestern aus dem künstlichen Koma erwacht!«

»Die beste Nachricht des Tages! Ich war so froh, dass wir ihn wiederbekommen haben.«

»Was ein unglaublicher Zufall! Danke!
Sie sind ein Engel! Wahnsinn!«

»Nicht dafür!

»Hier ist meine Handynummer, bitte halte
mich auf dem Laufenden!«

Ich stehe zu Hause zwischen Putzeimer und Wäschekorb und muss mich erst mal setzen. Danke, Instagram! Soziale Medien können eben auch etwas ganz Wunderbares sein! Natürlich habt ihr längst gemerkt, worum es geht: Mein erster Einsatz auf dem Christoph 10, Karl-Heinz, der Herzinfarkt. Das Wunder von Wittlich. Hier folgt nun also die Fortsetzung. Und die andere Perspektive. Die derer, die einfach gemacht haben. Meine ganz besonderen Helden. Danke an: Jessica, David, Nina, Ralf und Lara. Das ist ihre Geschichte.

So wie oben beschrieben, leicht gekürzt, steht der Chat in meinem Nachrichtenarchiv. Völlig unerwartet hat Johanna mich angeschrieben, in der Hoffnung, dass ich die Notärztin bin, die ihren Vater behandelt hat. Um mir die gute Nachricht zu überbringen und DANKE zu sagen. Dies ist ein ganz besonderer Moment, und jeder, der in meinem Job arbeitet, weiß, wovon ich spreche. Das ist das schönste Gefühl. Der Einsatz im Autohaus hatte sich immer wieder in meine Gedanken geschlichen, und ich habe mich tatsächlich öfter gefragt, wie es Karl-Heinz wohl ergangen ist. Von Markus habe ich erfahren, dass er alles gut überstanden habe und man ihn langsam wach werden lasse. Das klingt erst mal positiv, bedeutet aber, dass jetzt die entscheidende Phase beginnt. Es bedeutet nämlich leider nicht automatisch, dass alles wieder gut wird. Wenn wir Patienten wiederbeleben, liegen sie danach im künstlichen Koma und müssen beatmet werden. Auch weil sie anschließend durch die Phase der Kühlung und Wiedererwärmung gehen (ja, man kühlt diese Patienten runter, um das Gehirn zu schützen). Erst beim Wachwerden können wir feststellen, ob es zu massiven Hirnschäden gekommen ist. Die Bandbreite reicht von im besten Fall Gedächtnisverlust (das sagt sich so leicht, ein Leben ohne Erinnerung muss furchtbar sein) bis hin zu schwersten motorischen Schäden oder einer Langzeitbeatmung im Pflegeheim. Der Körper funktioniert also noch irgendwie, das Gehirn ist aber schwer geschädigt. Deshalb ist eine effektive Reanimation so wichtig. Sonst erlangt das Gehirn keinen Sauerstoff, und die Zellen sterben ab. Das muss man sich bei jedem Druck auf den Brustkorb klarmachen. Die Herzdruckmassage soll Leben retten und Hirnzellen erhalten!

Für Karl-Heinz hat nun die kritische Phase begonnen. Und jetzt wartet man ab, berichtet mir Johanna, die mich nun auf dem Laufenden hält. Zumindest könne er alles bewegen und habe sie und ihre Mutter erkannt. Ich bekomme wieder Gänsehaut. Das sind schon mal top Nachrichten. Sollte sich also doch tatsächlich das »Wunder von Wittlich« ereignen? Am 21. Dezember schickt Johanna mir ein Foto ihrer Familie unter dem Weihnachtsbaum, ohne Karl-Heinz, mit den Worten: »Wir hoffen und beten, dass alles gut geht.« Sofort schreibe ich zurück: »Ich danke Dir sehr für das Bild und hoffe, dass da bald noch jemand ganz Besonderes steht. Bald ist Weihnachten! Die Zeit der Wunder!«

Es ist der 24.12. Heiligabend. Ich bin im Stress. Die letzten Geschenke verpacken, den Tannenbaum schmücken, das Abendessen vorbereiten. Das Übliche. Mein Handy vibriert, und ich habe eine Nachricht. Von Johanna. Ein WhatsApp-Video. Ich wünschte, ihr könntet es sehen! Es ist in einem Auto aufgenommen, und auf dem Beifahrersitz sitzt fröhlich winkend: Karl-Heinz!

Johanna filmt von der Rückbank, und dazu läuft Chris Rea's Weihnachtssong »*Driving home for Christmas*«. Nie hat sich dieses Lied für mich passender angefühlt als in diesem Moment. Unter dem Film steht: »Danke«. Ich erwische mich dabei, wie ich lachend durch die Wohnung tanze! »Alexa, spiel ›*Driving home for Christmas*‹!« Mein Weihnachten ist gerettet! Der ganze Stress verflogen. Ich brauche keine Geschenke mehr. Mein ganz persönliches Weihnachtswunder hat mir gerade den Sinn von Weihnachten zurückgegeben.

»Ich wünsche euch ein ganz besonderes Fest, ich freue mich riesig!«, schreibe ich Johanna und bekomme auch prompt eine Antwort: »Danke! Papa sagt gerade, dass er niemals einen schöneren Weihnachtsbaum als unseren gesehen hat!« Und dann brechen alle Dämme. Ich fange an zu weinen. Denn Karl-Heinz darf offenbar unbeschadet pünktlich zum Heiligen Abend nach Hause. Und ich stelle mir vor, wie er vor dem geschmückten Tannenbaum steht. Bei seiner Familie! Es muss für alle überwältigend sein. Ein unbeschreibliches Gefühl. Sogar ich habe das Gefühl, irgendwie dabei zu sein und hüpfe weiter durch die Wohnung.

»Wir lassen Papa mal ankommen und ein paar Tage zum Ausruhen. Wir melden uns im neuen Jahr, ich werde

Papa sagen, dass es da eine Notärztin gibt, die ihn gerne sprechen möchte. Ich bin mir sicher, er freut sich!«, schreibt Johanna, und ich freue mich, dass sie und ihre Familie weiterhin den Kontakt zu mir halten wollen.

Das Jahr neigt sich dem Ende zu, und Silvester steht vor der Tür. Ich bin am Stall, als mein Handy klingelt. Auf dem Display steht: Johanna.

»Hi Johanna, da hast du aber Glück, dass ich nicht auf dem Pferd sitze!«, plappere ich gleich drauflos.

»Hier ist nicht Johanna, hier ist Karl-Heinz.« Pause. Mir wird warm, kalt, heiß. Ich merke, wie Tränen in mir aufsteigen.

»Karl-Heinz?«

»Ja, ich wollte mich bedanken. Dass ihr mir dieses neue Leben geschenkt habt.« Ich weiß jetzt echt nicht, was ich sagen soll.

»Wir haben nur unseren Job gemacht«, antworte ich leise und füge mit etwas belegter Stimme hinzu: »Karl-Heinz, du bist mein ganz persönliches Wunder. Geht's dir gut? Hast du irgendwelche Probleme? Einschränkungen? Irgendetwas, das nicht mehr so klappt wie früher?«

»Na ja, mein Brustkorb fühlt sich immer noch an, als wäre 'ne Horde Büffel drübergelaufen.«

Wir lachen.

»Ich kann dich beruhigen, das waren keine Büffel, das wäre mir aufgefallen.«

»Da bin ich aber froh!« Wir lachen, wir reden, über eine halbe Stunde lang. Und obwohl ich Karl-Heinz nicht kenne, fühlt es sich total vertraut an. Ich glaube, wenn du jemanden das Leben gerettet hast, bleibst du für immer miteinander verbunden.

Und dann habe ich spontan eine Idee: »Könnten wir uns nicht persönlich treffen? Ich bin bald wieder in Wittlich auf dem Rettungshubschrauber und könnte eher anreisen.«

Karl-Heinz ist einverstanden: »Sehr gerne!«

Karl-Heinz und ich werden uns treffen, aber wann, wo und wie, das verrate ich ihm nicht. Denn unmittelbar nach unserem Telefongespräch habe ich eine Idee. Dazu verbünde ich mich mit Johanna. Wir werden ihren Vater überraschen. Und nicht nur ihn! Es vergehen zwei Wochen, in denen unentwegt recherchiert und telefoniert wird. Wir nehmen Kontakt mit dem Autohaus auf, mit dem Kollegen, der Karl-Heinz an diesem Schicksalstag dorthin begleitet hat und können sogar ermitteln, wer alles noch da war. (Unter anderen: Ein Engel – aber dazu kommen wir später, ihr müsst euch noch ein wenig gedulden.)

Von Johanna erfahre ich immer mehr Einzelheiten über den Zusammenbruch ihres Vaters und die Ereignisse im Autohaus, BEVOR wir dort eintrafen. Und langsam dämmert mir, dass da offenbar etwas ganz Wunderbares passiert ist. Normalerweise gibt es für uns Notfallmediziner nicht so viel VOR- und NACHHER. Wir arbeiten im HIER und JETZT. Aber diese Geschichte wäre ohne das Vorher nicht vollständig. Und ich möchte unbedingt wissen, was genau damals passiert ist.

Doch zunächst darf ich Karl-Heinz, der mittlerweile in der Reha ist, besuchen. Johanna und ich wollen ihn überraschen. Aber vor allem freue ich mich, dass ich die beiden das erste Mal persönlich treffen werde.

Und dann ist es endlich so weit, und ich bin richtig aufgeregt. Ich stehe in Bernkastel vor der Rehaklinik, und ein komisches Gefühl beschleicht mich. Wie trittst du jemandem gegenüber, den du nicht kennst, mit dem du aber irgendwie vertraut bist? Was sagst du? Und wie wird er reagieren? So eine Verabredung hatte ich noch nie. Klar, ich habe im Krankenhaus schon Menschen getroffen, die sich nach einer erfolgreichen Behandlung und guten Prognose bedankt haben, aber noch nie durfte ich einen Patienten, dessen Leben faktisch beendet war, außerhalb des Krankenhauses wiedertreffen. Jemanden, dem es offenbar gut geht, dessen Erinnerungen an diesen Tag aber einfach weg sind. Ausgelöscht. Und dann kommt der Moment, an dem alles, was du dir vorgenommen hast, über Bord geworfen wird. »Carola!« Johanna läuft mir am Eingang entgegen. »Wie schön!«

Wir fallen uns in die Arme und halten uns fest. Und es ist eine Umarmung voller Liebe, Dankbarkeit und Glück – man möchte die Welt anhalten. Ich weiß gar nicht, was ich sagen soll. Mit glasigen Augen schauen wir beide uns an.

»Komm, Papa wartet«, Johanna führt mich den Flur entlang, »er ist ganz aufgeregt.« Frag mich mal, denke ich und folge ihr. Wir schweigen, dieser Moment braucht nicht viele Worte. Und als wir an Karl-Heinz' Zimmertür klopfen, muss ich insgeheim ehrlich zugeben, dass ich nicht weiß, wann ich das letzte Mal so aufgeregt war.

Die Tür geht auf, und als Karl-Heinz vor mir steht, macht einfach alles Sinn.

Wie im Film ziehen Nachtschichten, Schlafmangel, Stress, posttraumatische Belastungsstörung, Zweifel, jahrelange Plackerei und mobbende Vorgesetzte an mir vorbei. Und werden absolut irrelevant. Es existiert einfach alles nicht mehr. Wie weggeblasen. Karl-Heinz ist der Sinn. Der Sinn, dass ich das tue, was ich tue.

Er greift meine Hände und schaut mich an.

»Danke«, sagt er, »danke von Herzen.« Wir fallen uns in die Arme und weinen. Und die Welt steht still. Ich möchte nirgendwo anders sein. Da ist null Distanz zwischen uns, kein unsicheres Ich-weiß-nicht-wie-ich-mich-verhalten-soll, sondern nur Zuneigung und Dankbarkeit. Er erzählt von der Zeit auf der Intensivstation, aber erinnern kann er sich nur noch schemenhaft. Und das Ereignis im Autohaus ist wie ausgelöscht. Für ihn sei es gar nicht so schlimm gewesen, aber seiner Familie habe er viel Kummer bereitet: »Sie haben so gebangt!« Unglaublich, dieser Mann ist dem Tod gerade noch von der Schüppe gesprungen und macht sich Sorgen um seine Familie. »Diese Situation ist für mich neu, Karl-Heinz, ich durfte noch nie einen Patienten mit so einem guten Verlauf erleben, geschweige denn ihn wiedertreffen!« Und so vergeht die Zeit. Johanna, Karl-Heinz und ich plaudern wie drei Wasserfälle, und irgendwann kommt der richtige Moment für unseren kleinen »Überfall«, den wir geplant haben.

»Ich würde dich gerne um etwas bitten.« Er schaut mich fragend an. »Oder sagen wir: Ich habe eine Idee und möchte dich fragen, ob es okay für dich ist.«

»Na, jetzt bin ich aber gespannt.«

»Ich würde gern erfahren, was genau im Autohaus passiert ist, und ich glaube, dass es dir bei der Verarbeitung helfen könnte. Und: Deine Lebensretter möchten dich alle gern treffen.«

Er strahlt. »Ich darf alle wiedersehen? Im Autohaus?«

»Ja. Und ich möchte mich auch als Notärztin bei allen bedanken, dass es so gut gelaufen ist. Allerdings nur, wenn du dir das zutraust? Immerhin kann das auch eine traumatische Reaktion auslösen.«

Karl-Heinz wirkt gefestigt. Er bearbeitet die Situation in der Reha mit psychologischer Hilfe. Vorsichtshalber frage ich mal nach, und die Kollegen geben grünes Licht. Ich bewundere Karl-Heinz. Er ist so klar, so in sich selbst ruhend. Und deshalb ist seine Antwort entsprechend euphorisch: »Ich bin dabei! Gerne sogar! Ich möchte mich schließlich auch persönlich bedanken!«

Erinnert ihr euch an die Worte des Rettungsdienstlers, als ich ihn damals um einen kurzen Bericht gebeten habe? Antwort: »Begonnene Reanimation durch Ersthelfer.« Damals in dem ganzen Gewusel und Chaos habe ich mich total auf die Ansage: beobachteter Kreislaufstillstand, Reanimation, Kammerflimmern fokussiert. Mehr Infos brauchte ich nicht. Nun hatte ich aber mittlerweile von Johanna erfahren, wer dort alles vor Ort war und was genau getan wurde, bevor wir mit dem Heli eintrafen. Deshalb ist es nun höchste Zeit, den Ersthelfern mehr Aufmerksamkeit zu schenken. Denn nun wird aus dem Wunder eine Heldengeschichte.

Schon eine Woche später ist es so weit. Ich betrete das Autohaus zunächst alleine, ohne Karl-Heinz, er wird später dazukommen. Ich werde von Jessica und David begrüßt. Ihnen gehört das Autohaus. Ich lerne Lara kennen, die Auszubildende. Ralf, Karl-Heinz' Kollegen. Und ich treffe Nina. Und als ich endlich die ganze Geschichte von ihnen höre, hüpft nicht nur mein Notärztinnenherz vor Freude, sondern ich realisiere auch, dass ich echten Helden und Heldinnen gegenüberstehe. Ja, an Ralf erinnere ich mich. Mit ihm hatte ich damals kurz gesprochen. Jessica hatte uns vor dem Autohaus winkend empfangen. Aber all die anderen? In dem ganzen Chaos? Fehlanzeige. Ich weiß noch, dass diese junge Frau etwas abseits gestanden hatte. Nina. Und nun erfahre ich, wer sie ist und was sie eigentlich getan hat.

Sie alle sind der Beweis: Jeder kann Leben retten. Nicht nur Ärzte oder Rettungspersonal. Man muss nicht Medizin studiert oder eine Ausbildung zur Sanitäterin in der Tasche haben. Ich glaube, die meisten trauen sich einfach nur deshalb nicht zu helfen, weil sie glauben, sie könnten etwas falsch machen. Und wären am Ende auch noch schuld, wenn der Mensch verstirbt. Nein. Stimmt alles nicht. Der Mensch, wie es hier der Fall war, ist tot. Du kannst nichts falsch machen. Nur, wenn du nichts tust. Das ist tatsächlich falsch. Denn vielleicht hättest du ein Leben retten können. Und deswegen ist es mir so wichtig, euch jetzt von der Glanzleistung meiner persönlichen Helden zu berichten. Ein absolut mustergültiges Verhalten. Und ich bin immer noch so wahnsinnig stolz auf »meine« Ersthelfer vor Ort. Das ist die Helden-Version, das Ereignis aus ihrer Perspektive. Ohne sie wäre die Geschichte nicht vollständig.

Es ist ein Tag wie jeder andere. Karl-Heinz sitzt mit seinem Kollegen Ralf im Büro bei David, eine ganz normale Besprechung. Sie unterhalten sich über Lara, die Auszubildende, denn Karl-Heinz und Ralf arbeiten bei der Handwerkskammer und besuchen regelmäßig »ihre« Auszubildenden in der Umgebung. So auch heute. Nur dass es gleich nicht mehr um Laras Ausbildungsstand gehen würde, damit hatte keiner gerechnet. 20 Minuten reden die Männer in aller Ruhe und sachlich miteinander (also kein Stress, keine Aufregung), sie lachen, trinken Kaffee, als Karl-Heinz plötzlich mitten im Satz die Augen verdreht, zusammensackt und vom Stuhl rutscht. David, ihm gegenübersitzend, realisiert sofort, da stimmt was nicht und schreit durch die Scheibe: »Lara, ruf den Notruf!«

Ralf, der neben Karl-Heinz sitzt, erkennt die Situation, und ihm ist sofort klar, dass es sich hier um mehr als »nur« einen Schwächeanfall handelt. Er schafft es gerade noch, Karl-Heinz aufzufangen: Gott sei Dank, kann man da nur sagen. Lara weiß zwar, wie man einen Notruf absetzt, sie musste es aber bis dato noch nie tun und ist im ersten Moment ziemlich geschockt (verständlich!), und als sie mit der 112 verbunden ist, geht alles durcheinander. Wer, wann, wo, was?

Lara ist nervös, sie hat nebenan den lauten Knall gehört, die Schreie »Ruf den Notruf«, und nun liegt der Mann offenbar bewusstlos am Boden. Die Gedanken rasen, das Adrenalin strömt, und Lara haspelt sich durch das Gespräch.

Kein Grund zur Sorge, möchte ich an dieser Stelle einwerfen. Entscheidend ist, dass ihr sofort die 112 anruft. Denn der erfahrene Leitstellendisponent kennt solche Anrufe, die wenigsten berichten cool und der Reihe nach, was passiert ist. Und deshalb kann der Kollege vom Notruf die Situation beruhigen, er fragt bei Lara Info für Info ab, eine nach der anderen. Nebenan hat sich Ralf zu Karl-Heinz auf den Boden begeben, und während er den Bewusstlosen anschreit: »Hey! Karl-Heinz, atme!«, geschieht eins der Wunder in der Rettungskette: Nina erscheint. Der Engel.

Nina ist Krankenschwester und hat im Krankenhaus hingeschmissen. Personalmangel, Überstunden, schlechte Bezahlung. Sie liebt aber die Arbeit mit den Patienten und Patientinnen und ist deshalb in die ambulante Pflege gegangen. »So fühl ich mich viel wohler, habe keine Nachtschichten mehr und vor allem mehr Zeit für die Menschen«, berichtet sie zufrieden. Schade um so eine couragierte Schwester, denke ich. Wieder eine gute Pflegekraft weniger im Krankenhaus. Jedenfalls ist Nina an diesem Tag auf ihrer Nachmittagsrunde bei Jessicas Oma, die über dem Autohaus ihrer Enkelin wohnt. Zufall? Tatsächlich ist das Büro über eine Wendeltreppe mit der darüber liegenden Wohnung verbunden – es könnte Oma ja etwas passieren. Dass es aber nicht ihre Großmutter ist, die in Not geraten würde, hatte Jessica wohl nicht auf dem Schirm. Nina ist gerade im Begriff zu gehen.

»Bis morgen, Frau Lenn!«, ruft sie noch, da hört sie eben genau diese panischen Worte von David an Lara: »Ruf den Notruf!« Zufall? Reflexartig dreht sie um, rennt die Wendeltreppe herunter und trifft just in diesem Moment ein, als Ralf bei dem bewusstlosen Karl-Heinz kniet, den die beiden erst vor ein paar Sekunden behutsam auf den Boden gelegt haben.

»Ich bin Krankenschwester, kann ich helfen?«, ruft sie und hockt sich neben die Männer. Und als sie Karl-Heinz sieht, dessen Gesicht bereits blau-lila verfärbt ist und der mit weitgeöffneten Augen am Boden liegt, weiß sie sofort, was zu tun ist.

»Prüfen. Rufen. Drücken«, schießt es ihr durch den Kopf.

Zuerst spricht sie ihn an, checkt also, ob der Patient wach und bei Bewusstsein ist. Aber Karl-Heinz ist nicht mehr ansprechbar, er zeigt keine Reaktion, atmet nicht. Der Notruf ist bereits getätigt, und Lara hat den Leitstellendisponenten am Telefon. Und dann tut Nina genau das Richtige! Sie beginnt sofort mit der Reanimation. Weil sie es kann. Zufall?

»Hier«, wendet sie sich Ralf zu, »wir müssen uns abwechseln! Lange hält man das nicht effektiv durch!« Von dem Adrenalin ihres Körpers unterstützt drückt Nina ohne nachzudenken und mit voller Kraft auf Karl-Heinz' Brustkorb (eine Horde Büffel, ihr erinnert euch?). Sie drückt einfach. So, wie es sein soll.

»Gleich bist du dran! Schau genau zu, wie ich es mache!«

Ralf ist bereit, er kniet schon in Habachtstellung. Ja, er weiß es noch nicht. Aber er wird gleich seinem Freund Karl-Heinz das Leben retten. Lara ist mittlerweile mit dem Disponenten am Telefon hinzugekommen und stellt das Gespräch auf laut.

»Eine Krankenschwester ist da«, berichtet sie.

»Gut, dann kann ich jetzt telefonisch unterstützen«, schallt es aus dem Hörer. Die Stimme des Leitstellendisponenten ist ruhig und fokussiert.

An dieser Stelle möchte ich noch mal kurz innehalten, denn was hier gerade passiert, ist großartig! Alle Beteiligten agieren perfekt: Sie kennen die Rettungskette (Sofortmaßnahmen, Absetzen des Notrufs), wenden sie an und leisten Erste Hilfe. Und während Nina und Ralf im Wechsel gerade dafür sorgen, dass Karl-Heinz überlebt, geht bei uns auf den Meldern der Alarm ein. »Kreislauf.« Marc startet die Rotoren.

Im Autohaus gibt Nina dem Leitstellendisponenten durch, in welchem Rhythmus sie reanimiert. »Gut, machen Sie mit der Herzdruckmassage weiter. Der RTW ist gleich da, Notarzt auch.« Und so wechseln sich meine Heldin und mein Held nun mit der Herzdruckmassage ab, bis endlich die First Responder mit dem KTW eintreffen. Wir sind immer noch mit dem Hubschrauber unterwegs. (Und ich bestaune die Miniaturlandschaft.)

Die Kollegen vom KTW bauen die Defibrillatoreinheit auf, und der Patient wird mit Sauerstoff beatmet. Und sie drücken weiter. Immer weiter. Und nun stehen Nina und Ralf daneben und schauen zu, wie das Rettungsteam um Karl-Heinz' Leben kämpft. Alle stehen unter Schock und realisieren gar nicht, was sie da eigentlich gerade geleistet haben. »Ich weise den Hubschrauber ein!« Geistesgegenwärtig hat Jessica geschaltet und rennt auf den Parkplatz. Wir sehen sie winkend von oben. Und wissen nun auch, dass die Lage ernst ist.

Den Rest kennt ihr. Aber Karl-Heinz kennt seine Ersthelfer noch nicht. (Bis auf seinen Kollegen Ralf natürlich.) Und allein bei dem Gedanken, wer hier gleich auf wen trifft, bekomme ich weiche Knie.

Wie wird er reagieren? Und dann ist es so weit, und ich muss sagen, auch wenn ich hier nur eine Statistin bin, ist es wohl einer der emotionalsten Momente, die ich je erlebt habe. Wie muss es sich da erst für die Beteiligten selbst anfühlen?

Wir haben uns alle im Autohaus versammelt. Jessica, David, Lara, Ralf und Nina. Meine Helden von Wittlich. Sie alle haben ein Wunder bewirkt. Sie alle waren zur richtigen Zeit am richtigen Ort und haben das Richtige getan und dank ihnen steigt gerade ein sichtlich bewegter Karl-Heinz aus dem Auto. Allein, ohne Hilfe. Weil es ihm gut geht, weil alles intakt ist und jede noch so kleine Gehirnzelle funktioniert!

Die Tür geht auf – und Leute, ich kann euch sagen: Hollywood kann einpacken!

Zuerst fällt ihm Ralf um den Hals: »Karl-Heinz, geht's dir gut? Du hast graue Haare bekommen!«

»Du aber auch!« Die Männer lachen! Und die Augen sind glasig. Mittlerweile weiß Karl-Heinz natürlich, wer bei seinem Drama welche Rolle innehatte.

»Seine Auszubildende« Lara begrüßt er zuerst und nimmt sie sofort in den Arm: »Danke, dass du den Notruf abgesetzt hast, Lara! Du hast deinen Teil dazu beigetragen!«

Lara senkt den Blick. »Gern geschehen«, flüstert sie. Ich glaube, sie platzt vor Stolz. Nina steht am Rand und ist auffallend still. Sie kämpft mit den Tränen. Zweimal hat sie sie schon weggewischt. Das ist auch Karl-Heinz aufgefallen.

Er geht einen Schritt auf sie zu: »Du musst Nina sein.« Er lächelt sie warmherzig an.

»Ja, das bin ich.« Die beiden schauen sich an.

»Ich muss sagen, mir ging es eine Zeitlang nicht gut«, platzt es aus Nina heraus, »ich habe sehr viel von Ihnen geträumt. Die Bilder, wie Sie blau auf dem Boden lagen, tot waren, die Wiederbelebung, dieser Film lief tagelang in meinem Kopf ab. Seit ich erfahren habe, dass es Ihnen bessergeht, habe ich angefangen, mich wieder zu sortieren. Mir geht es auch besser. Und dass Sie jetzt so vor mir stehen …«

Karl-Heinz nimmt ihre Hände, und sie schauen sich an. »Du hast mir mein Leben gerettet.« Unter Tränen redet er weiter. »Ich danke dir von ganzem Herzen – in meinem Namen und dem meiner ganzen Familie!« Die beiden umarmen sich und weinen. Und ich bin mir sicher, dass dieser Moment nicht nur für Karl-Heinz entscheidend ist, sondern für Nina mindestens genauso wichtig.

Der Nachmittag will gar nicht enden. Wir reden über Lebensretter, Erste Hilfe, fehlende Erinnerung, Helden und Courage. Und, dass das hier alles nicht nur einfach ideal gelaufen ist, sondern ein ganz ganz großes Wunder ist.

»Ich habe noch eine Bitte!«

»Noch eine?« Karl-Heinz lächelt verschmitzt. Na, schieß los.«

»Ich weiß, dass sich die Jungs vom Hubschrauber über deinen Besuch auch freuen würden. Das kommt nämlich nie vor. Und sie wissen von nichts. Ich denke, das wäre nicht nur eine schöne Geste, sondern einfach etwas ganz Besonderes.«

Karl-Heinz lächelt. »Aber klar! Wann soll ich wo sein?«

Ein Puzzlestein fehlt noch: Die fliegenden Retter von der Helistation in Wittlich. Markus, der Notarzt, Ralle, der HEMS-TC, und Marc, der Pilot. Auch sie gehören zu dieser Geschichte, sie sind untrennbar mit Karl-Heinz' neuem Leben verbunden.

Bei meinem nächsten Hubschrauberdienst in Wittlich ahnt natürlich keiner, dass das Wunder später höchstpersönlich hier durch die Tür spazieren wird. Erst einmal erledigen wir unsere Arbeit, und ich versuche mir nichts anmerken zu lassen, obwohl ich innerlich platzen könnte. Ich habe es nicht so mit Überraschungen, weil ich mich immer so freue und sie vorher verrate. Als die Schicht zu Ende ist (kein Nebel, erfolgreiche Einarbeitung, kein Kotzbeutel verbraucht), lotse ich die Jungs unter einem Vorwand in den Hangar.

»Wir haben doch schon alles gecheckt, was sollen wir denn da?«, fragt Marc irritiert.

»Ja, nun komm schon.« Und während ich mir blöde Fragen ausdenke, steckt Karl-Heinz den Kopf um die Ecke. »Hier möchte sich jemand bedanken!«, rufe ich und bin froh, dass Marc nicht auf der Leiter steht. Spätestens jetzt wäre er runtergefallen. Er starrt total paralysiert auf Karl-Heinz, als wäre ihm ein Geist erschienen.

»Karl-Heinz?«, fragt Ralle etwas ungläubig, und als ich zu Markus rüberschaue, bin ich mir sicher, ein Lächeln auf seinem Gesicht zu erkennen.

»Das ist Marc, er hat uns zu dir geflogen«, fange ich mit der Vorstellung an. »Und das ist mein Kollege Markus, wir haben dich gemeinsam medizinisch versorgt. Und dieser Typ hier«, zeige ich auf Ralle, »ist nicht nur einer der besten HEMS-TC, die es gibt, er macht auch einen hervorragenden Lande Macchiato«!

Karl-Heinz drückt allen die Hände und hält eine flammende Rede auf die Hubschrauberbesatzung und überreicht feierlich liebevoll beschriebene Sektflaschen.

»Ihr wisst gar nicht, wie sehr ich euch danke!« Und wenn ich es nicht selbst gesehen hätte, würde ich es kaum glauben: Ja, auch der Eifler kann glasige Augen bekommen.

Ich verkneife mir eine Träne und schaue Johanna an, die ihren Vater begleitet: »Das Wunder von Wittlich!« Wir lächeln.

»Da ist noch etwas«, sagt sie und kommt ein Stückchen näher. »Das war das große Wunder von Wittlich. Bald kommt noch das kleine.« Sie zeigt auf ihren Bauch.

»Karl-Heinz wird Opa – ist noch ganz frisch.«

Ich muss schmunzeln. »Ihr dürft sie gerne Carola nennen!«

»Oder Ralle!«, ruft Mr. Macchiato. Und dann lachen wir. Alle. Aus vollem Herzen!

Dieser Einsatz war viel mehr als nur eine Rettungsaktion. Mir ist wieder einmal bewusst geworden, dass wir alle nur ein Teil des Ganzen sind, kleine Rädchen in einem großen Getriebe. Nur zusammen sind wir stark, gemeinsam können wir Großartiges erreichen. Ja, sogar Leben retten!

Auch du kannst ein Held oder eine Heldin sein

Es trifft immer nur die anderen? Nein, lasst es mich aus meiner eigenen Erfahrung sagen: Das tut es nicht. Du sitzt im Bus, und dein Nebenmann sackt plötzlich zusammen und fällt vom Sitz. Er läuft blau an und röchelt. Ist nicht mehr ansprechbar. »Wir brauchen einen Arzt!«, wird wahrscheinlich irgendwann mal jemand rufen. Der Busfahrer kommt angelaufen, alle stehen da und gucken, während das Herz deines Sitznachbarn gerade aufhört zu schlagen. Okay, der Busfahrer wird über Funk den Notarztwagen rufen, aber jetzt stell dir vor, ich (zum Beispiel) habe gerade Dienst und stehe am anderen Ende der Stadt auf einer Straße rum und diskutiere mit Herrn Buschkowski. Oder unterhalte mich mit Oma Müller in ihrem Schlafzimmer. Kann alles sein. Da vergehen wertvolle Minuten, die du nutzen solltest! Denn du bist vor Ort. Ja, genau du.

Nee, jetzt nicht weggucken, ob nicht zufällig ein anderer gemeint ist. Der oder die hinter dir. Nee, du bist gemeint. Ich weiß, das ist eine heikle Situation und sicher nicht die Regel: Der Bus ist voll, alle gucken, der arme Mann liegt am Boden, und jetzt? Jetzt wäre der Moment, wo du etwas tun musst. Jetzt solltest du die Ärmel hochkrempeln und Erste Hilfe leisten? Ja, sollst du. Glaub mir, ich kann mir sehr gut vorstellen, dass man da Muffensausen kriegt und anderen gerne den Vortritt lässt. Aus welchen Gründen auch immer: Angst, etwas falsch zu machen, Unsicherheit, oder weil man generell nicht so der Macher ist, nicht gerne die Aufmerksamkeit auf sich ziehen möchte. Kann alles sein, aber es ist auf jeden Fall ziemlich scheiße für den Menschen, der da am Boden liegt. Und das könntest auch du sein. Sowohl der, der am Boden liegt, als auch der, der helfen sollte. Wir wissen alle nicht, ob wir in so eine Situation kommen können. Fakt ist: Es kann jeden treffen!

Deshalb ist die Geschichte von Karl-Heinz für mich der Anlass allen Menschen da draußen zu zeigen: Ihr könnt helfen! Frischt eure Erste-Hilfe-Kurse regelmäßig auf. Lernt zu reanimieren! Informiert euch! Und am besten fangen wir schon an den Schulen damit an, den Kindern diese lebensrettenden Maßnahmen zu vermitteln.

Das, was die Helden und Heldinnen von Wittlich gemacht haben, kannst du auch:

Zuerst checken, ob der Patient wach und bei Bewusstsein ist. Bitte nicht mehr den Puls fühlen, das überlasst ihr den Profis, sondern schaut, ob derjenige atmet. Wenn der Patient nicht atmet oder du auch nur einen Moment zweifelst, ob er es tut, gilt: Atmung nicht vorhanden! Dann musst du sofort mit der Herzdruckmassage beginnen.

Warum ist das so wichtig? Wenn das Herz aussetzt oder nicht mehr effektiv schlägt, gibt es keinen Kreislauf mehr. Die Organe erhalten nicht mehr genug Sauerstoff, was bereits nach wenigen Minuten schwerwiegende Schäden, besonders im Gehirn, verursacht. Also ist höchste Eile geboten. Hier für euch eine kurze Zusammenfassung der perfekten Rettungskette:

1 Prüfen: Ist die Person ansprechbar?
2 Atmung checken: Ist die Person bewusstlos, atmet sie nicht oder nicht normal?
3 Notruf absetzen: 112 anrufen oder eine andere Person darum bitten.
4 Mit der Reanimation beginnen.

Als Erstes legt man den Betroffenen mit dem Rücken flach auf eine harte Unterlage, am besten den Fußboden. Ein Bett ist für Wiederbelebungsmaßnahmen nicht geeignet, die Matratze gibt nach. Und dann legt ihr die Handflächen übereinander auf die Mitte der Brust, auf Höhe der Brustwarzen, und drückt kräftig mit ausgestreckten Armen zirka fünf bis sechs Zentimeter tief 100 mal pro Minute. Bitte haltet euch als Ersthelfer nicht mit Beatmung auf. Es verwirrt nur und dann denkt ihr zu viel. Im Blut ist genug Sauerstoff vorhanden, bis der Rettungsdienst eintrifft! Wir kommen dann mit Sauerstoff und Beatmungsbeutel. Ihr drückt bitte einfach so lange ohne Unterbrechung, bis wir da sind!

Was genau passiert eigentlich bei der (externen oder extrathorakalen) Herzdruckmassage? Es handelt sich hier um eine wiederholte Thoraxkompression, das Herz wird durch Druck auf das Brustbein in Richtung Wirbelsäule gepresst. Dabei erhöht sich der Druck im Brustkorb, und Blut wird aus dem Herzen in den Kreislauf gepumpt. Ihr seid also das Herz des Patienten in diesem Moment. Ihr ersetzt es. Er oder sie legt das Herz in eure Hände!

Es gibt übrigens einen tollen Trick für den richtigen Rhythmus beim Drücken.

Stellt euch den Musiktitel der Bee Gees vor: »*Stayin' Alive*«. Oder »*I will survive*« von Gloria Gaynor, beide Songs haben den richtigen Beat (und Text!), um Leben zu retten, nämlich zwischen 100 und 120 Schläge pro Minute – und damit den perfekten Rhythmus für eine Herzdruckmassage.

Und bitte nicht mit Samthandschuhen arbeiten! Stichwort: Büffelherde. Denkt immer daran: Keine halben Sachen! Man kann nicht nur »ein bisschen reanimieren« oder »etwas Leben« retten. Die Herzdruckmassage ist nur dann effektiv, wenn ihr richtig ordentlich drückt (wenn ihr es richtig macht, können Rippen brechen und es knackt). Dann minimiert sich auch das Risiko der Hirnschädigung, weil das Gehirn mit Blut versorgt wird. Und das macht ihr so lange, bis RTW oder NEF eingetroffen sind, und die Profis euch ablösen.

Übrigens auch das war eine wichtige Aktion:

Jessica, die geistesgegenwärtig nach draußen lief, um den ankommenden Hubschrauber, also uns, einzuweisen. Auch hier kann ich nur betonen: Ja, richtig so! Helft uns! Zeigt uns, wo wir hinmüssen, lasst uns nicht ziellos umherirren.

Aber auch das kommt ja leider immer wieder vor. Oder noch schlimmer, wir werden von neugierigen Leuten behindert. Ich möchte es mal in aller Deutlichkeit sagen: Wer bei

Unfällen oder in Situationen, in denen andere Menschen in Not sind, keine Hilfe leistet, wird laut Strafgesetzbuch mit einer Freiheitsstrafe von bis zu einem Jahr oder einer Geldstrafe bestraft. Außer, man bringt sich durch die Hilfeleistung selbst in Gefahr. Die Strafen drohen auch, wenn andere Hilfeleistende, eben zum Beispiel wir, behindert werden.

Gaffer, die Verletzte und verunglückte Fahrzeuge fotografieren oder filmen, müssen mit einer Freiheitsstrafe von bis zu zwei Jahren oder mit einer Geldstrafe rechnen. Es ist dabei egal, ob die Aufnahmen weitergegeben oder veröffentlicht werden. Was zählt, ist allein die Anfertigung, die laut Strafgesetzbuch »die Hilflosigkeit einer anderen Person zur Schau stellt«.

Und wisst ihr was? Ich finde das richtig. Bewusst nicht zu helfen geht gar nicht! Und dabei erwartet keiner von euch medizinische komplexe Höchstleistung! Ein Absetzen des Notrufs ist schon eine Hilfeleistung. Das kann wirklich jeder!

Deshalb mal ein kurzer Ausflug in die traurige Realität. Rettungskräfte, die behindert, Unfallopfer, die begafft und fotografiert werden. Kommt alles vor, und nicht zu selten. Leider stehen immer die anderen in der Zeitung, die Gaffer, die nicht nur nicht helfen, sondern auch noch die Rettungsgasse blockieren oder missbrauchen, indem sie mit 100 Stundenkilometer da durchbrettern oder sich an den RTW hängen, der ja so prima den Platz frei macht. Und dann gibt es noch die ultimative Steigerung: Idioten, die fotografieren und ihren Freunden live vom Unfallort berichten. Ich möchte, dass mehr von den Helden zu lesen ist. Denn die gibt es auch, das zeigt mir ja mein Alltag als Notärztin im Rettungsdienst.

Natürlich glaube ich nicht, dass einer von euch gafft, Unfallopfer fotografiert oder uns behindert. Was ich aber weiß, ist, dass immer noch zu wenige aktiv helfen und jemanden mit Herzstillstand reanimieren. Das will ich ändern! Ich will euch alle ermutigen und bestärken. Und eindringlich darum bitten!

Karl-Heinz hat überlebt. Weil Menschen beherzt und mutig reagiert haben. Weil sie wussten, was in einem medizinischen Notfall zu tun ist. Und das ist meine große Herzensangelegenheit. Ich will zeigen, wie wichtig es ist, dass wir alle in der Lage sind, helfen zu können. Es geht nicht um uns Profis, sondern um die Laien, die Ersthelfer vor Ort, um euch. Jeder kann Leben retten.

Ihr könnt nichts verkehrt machen. Der einzige Fehler wäre: Nichts zu tun! Seid mutig! Werdet Helden!

Denn #jedeslebenzählt

#MACHTSPRACHLOS

WENN DER NOTFALL SELBST ZUR NOT WIRD

Was macht ihr mit Gefrierbeuteln? Also die mit Zippverschluss. Die ein Fassungsvolumen von zirka einem Liter haben. Ich zum Beispiel friere darin ein. Ich dachte, das macht man so. Sie heißen ja schließlich auch Gefrierbeutel. Und seit es diese Sicherheitsmaßnahmen auf Flugreisen gibt, verpacke ich auch meine Kosmetikartikel darin, wenn ich sie im Handgepäck mitnehme. Damit ist mein Gefrierbeutelhorizont ausgeschöpft. Meinte ich. Es gibt nämlich noch andere Verwendungsmöglichkeiten, auf die bin ich nur noch nie gekommen.

Es ist 19.30 Uhr am Mittwochabend, und ich mache Vertretung in einer Notdienstpraxis. Ja, Leute, so was gibt's auch. Man muss mit einem eingerissenen Zehnagel nicht immer direkt in die Notaufnahme. (Die exakten Unterschiede zwischen Notdienstpraxis und Notdienstnummer habe ich im Kapitel »Wir können ihn ja schlecht an der Raststätte aussetzen« ausführlich beschrieben.)

Bis jetzt kleckern die Patienten so rein, sie kommen zwar in regelmäßigen Abständen, und es ist immer was zu tun, aber wir überarbeiten uns nicht. So haben Gabi, die medizinische Fachangestellte, und ich ausreichend Zeit, zwischendurch darüber zu philosophieren, welches Weingummi das beste ist, während wir vor der Ein-Kilogramm-Dose sitzen. Der Mega-Mix. »Ich liebe die Kirschen und die Frösche«, sage ich mampfend und krame tiefer, ob ich vielleicht doch noch eins von beiden finde. »Ich stehe mehr so auf Lakritze«, erwidert Gabi. Gut, so kommen wir uns also nicht in die Quere. Ich freue mich gerade über die letzte Kirsche, als es an der Tür klopft und Gabi mit ihrem bestimmten »Herein!« den Anklopfer einlädt, in unsere gute Stube zu kommen. Damit ihr einen Eindruck bekommt: Der Raum ist nicht groß, vielleicht zehn Quadratmeter, und dient als Empfang. Dort werden Karten eingelesen, Rezepte gedruckt, alles wie in einer Arztpraxis, nur kleiner. Die Patienten stehen also quasi, wenn sie reinkommen, unmittelbar vor einem Schreibtisch oder sitzen auf dem Stuhl davor, während Gabi dahinter das Bürokratische erledigt. Nein, man kann nicht einfach zum Arzt kommen und sofort behandelt werden, erst mal muss der Anmeldekram erledigt werden. (Es sei denn, ein Arm fehlt – und dann ist man definitiv hier in der hausärztlichen Notdienstpraxis falsch.)

Hinter Gabi ist noch ein bisschen Platz für einen schmalen Kleiderschrank (mit Wechselkleidung) und einen kleinen Campingkühlschrank, dort lagern die Impfungen und was sonst noch gekühlt werden muss. Es ist also alles da, nur in Miniatur. Direkt an die Anmeldung grenzt das Behandlungszimmer. Gabi ist also sozusagen mein Türsteher, nur besser. An ihr kommt keiner vorbei. Und wenn nicht viel zu tun ist, sitze ich bei ihr, und wir quatschen. So wie heute. Ein Wartezimmer gibt es nicht. Nur ein paar Stühle im Flur vor der Praxis.

Ich habe mich mit der Weingummidose auf dem Schoß auf einen Wasserkasten in der Ecke vors Fenster gesetzt und somit den besten Beobachterplatz. Und bitte glaubt mir eins: Wenn ich nicht zwischendurch Patienten behandeln müsste, mich würden hier keine zehn Pferde wegbekommen. Das kann man sich nicht ausdenken und ist besser als jede Comedyveranstaltung. Nicht, weil ich mich über Patienten und Patientinnen lustig mache, sondern weil das hier stellenweise so skurril ist, dass ich mich mehrfach persönlich davon überzeuge, dass nicht gleich ein TV-Team mit Kamera um die Ecke biegt, weil sie uns auf den Arm nehmen wollten. Ich bin mir sicher: Hausärzte sollten mehr Bücher schreiben. Wir würden uns köstlich amüsieren.

Die zusätzliche Krönung in diesem Szenario ist Gabi. Sie ist ein Unikum par excellence, macht den Job schon seit über 30 Jahren, und es gibt nichts, was ihr in dieser Zeit noch nicht untergekommen ist. Dachte ich. Und das dachte sie auch. Aber bei der folgenden Nummer verlor dann auch kurzfristig ihre blondierte Dauerwelle den Schwung. Die Szenerie ist somit also klar. Fehlt noch unser Hauptdarsteller. In diesem Fall war es Herr Schulte, der angeklopft hat. Seines Zeichens Patient.

»Ich habe Ihnen was mitgebracht!« Ein Herr um die 60 steht freundlich lächelnd vor uns. Und rumms landet ein prall gefüllter Gefrierbeutel auf dem Empfangstresen der Notdienstpraxis. Nein, jetzt spoilere ich mal nicht.

Gabi schaut etwas irritiert. Ich übrigens auch, und weiß gerade nicht, ob ich mich ekeln oder lachen soll und stecke mir zur Sicherheit lieber schnell einen Weingummischnuller in den Mund. Denn wenn es das ist, wonach es aussieht …

Gabi rümpft die Nase und dreht sich fragend zu mir um. Ich reagiere kauend und erstaunlich gelassen mit einem Schulterzucken, wobei sich meine Mundwinkel selbständig machen und das Grinsen nicht zu übersehen ist.

»Äh, was haben Sie da mitgebracht? Würden Sie das bitte von meinem Schreibtisch nehmen?« Gabi guckt nicht nur etwas, sondern sehr verstört.

»Wieso?« Herr Schulte piekst mit seinem Zeigefinger kurz auf den Zipperbeutel. »Ich dachte, so eine Probe brauchen Sie für die Diagnose!« Er guckt zwar fragend, aber durchaus freundlich. Und ich habe gerade noch einen Frosch gefunden. Rein damit.

Gabi versucht es noch mal. »Würden Sie bitte den Beutel wegnehmen? Und dann fangen wir zwei noch mal von vorne an.«

Herr Schulte setzt sich und platziert sein Klarsichttütchen neben sich auf den Fußboden.

»Weingummi?«, frage ich kauend. Ich kann nicht anders. Es ist zum Totlachen.

»Kannst du bitte mal mit dem scheiß Weingummi aufhören!« Gabis Laune hat sich schlagartig verändert. Sie ist sozusagen ab in den Keller gewandert.

Gut, bleibt eben mehr Weingummi für mich, denke ich und registriere den Blick unseres Patienten, der begehrlich auf meiner Mega-Mix-Dose ruht. »Eine Himbeere würde ich …«, versucht Herr Schulte anzusetzen, aber Gabi unterbricht ihn harsch – da ist sie wieder, die Türsteher-Gabi.

»Es gibt jetzt keine Himbeere, ich möchte erst mal wissen, warum Sie kommen und was das da soll!« Sie zeigt angewidert auf den Beutel am Boden. Herr Schulte ist jetzt ein wenig beleidigt – statt Himbeerweingummi eine genervte Gabi. Sein Blick schweift zwischen mir, den Süßigkeiten, dem Beutel und Gabi hin und her. »Hier!« Gabi hat von irgendwoher einen Müllbeutel gezaubert und reicht ihn rüber. »Können Sie das bitte da reinpacken? Wenn das kaputtgeht! Um Himmels willen!« Oh je, ich mische mich jetzt besser nicht weiter ein und halte mich mal schön im Hintergrund. Als Zuschauerin. Herr Schulte pult die Mülltüte auseinander und stopft sein Mitbringsel hinein. Gabi guckt so dermaßen angewidert zu, dass ich fast schon wieder kommentieren möchte. Ich tu es nicht. Denn Gabi hat gerade das Kommando.

»Also, von vorne, Herr Schulte.« Sie liest die Karte ein. »Was führt Sie hierher?

»Ich habe immer wieder Bauchschmerzen.« Und dann folgen die Standardfragen und die Standardantworten. Der berühmte Dialog. Wir können alle mittlerweile simultan mitsprechen.

»Seit wann haben Sie Bauchschmerzen?«

»Och ja, schon länger.«

»Wie lange?«

»Bestimmt Monate.«

»Und waren Sie beim Hausarzt?«

Kopfschütteln. »Nee, noch nicht!«

»Warum nicht?«

»Ging bis jetzt immer so.«

»Und was war heute am Mittwochabend bei geschlossener Hausarztpraxis anders, dass Sie jetzt in den Notdienst kommen?«

»Heute war es besonders schlimm.«

Aber 'ne Weingummihimbeere wollte er dann schon, notiere ich gedanklich.

»Und da dachte ich, ich komme mal vorbei.«

»Mal vorbei?«

»Ja, zum Abklären.«

»Sie wissen aber schon, dass das eine Notdienstpraxis ist? Wir also kein Blut abnehmen und auch keine Diagnostik machen?«

»Wie? Ich dachte, ich kann mich hier abklären lassen?«

Ich erzähle keinen Quatsch, wenn ich euch sage, dass dieser Dialog hundertfach, ach was, tausendfach immer wieder passiert. Mal sind es Bauchschmerzen, mal Kopfschmerzen, mal dies, mal jenes. Aber das Prinzip ist immer gleich.

Und na, was hat Herr Schulte uns nun wohl in die Praxis mitgebracht?

1000 Gummipunkte! Er legt einen vollgeschissenen Gefrierbeutel locker flockig auf den Anmeldungstresen!!! So als sei es das Normalste von der Welt. Hier, Schatz, ich habe dir etwas mitgebracht. Gut, dass ich da schmerzfrei bin und mich das nicht von den Weingummiteufeln fernhält.

»Nehmen Sie bitte mal draußen Platz«, bellt Gabi, und Herr Schulte springt augenblicklich vom Stuhl auf und macht kehrt. »Stopp! Den nehmen Sie mit!« Unser »Notfallpatient« zuckt kurz zusammen und bückt sich. Dann schleicht er kleinlaut raus. Mit Gefrierbeutel. Im Müllsack von Gabi. Damit nichts versehentlich verlorengeht. Wie umsichtig.

»Gib mir sofort 'ne Lakritzschnecke!«, bettelt Gabi mich an. Ich habe schon eine parat. Die ist dringend nötig. Und während Herr Schulte und sein Gefrierbeutel draußen warten, bis ich mich gesammelt habe und ihm gleich sagen werde, dass dies nichts für eine Notdienstpraxis ist, nimmt Gabi kopfschüttelnd erst mal die Lakritzschnecke, einen Schluck Wasser und reißt das Fenster auf.

»Carola, der hat mir gerade Scheiße im Gefrierbeutel auf den Tisch geknallt!«

»Ich hab's gesehen«, antworte ich fröhlich und suche unterdessen nach braunen Lakritzwürfeln. Finde ich gerade irgendwie passend. Da ist einer. »Hier Gabi.«

Sie lacht. »Danke, du bist so bescheuert!«

»Ich hab dich auch lieb.«

Und dann erzählt Gabi mir, was sie in der Praxis so alles auf den Tisch gelegt bekommt.

Von Patienten, die noch vor dem Karteeinlesen den Socken ausziehen und ihren Fuß fast bis auf die Tastatur legen, um das Hühnerauge zu präsentieren. Von heruntergezogenen Hosen mit Pickeln am Po, von Gefrierbeuteln mit diversen Inhalten.

»Einmal hatte ich einen Mann, der sollte mir Urin in den Becher abgeben, weil er über Brennen beim Wasserlassen geklagt hat. Ich habe ihm den Becher mit den Worten ›einmal vollmachen‹ ausgehändigt. Der kam nach zehn Minuten immer noch nicht von der Toilette wieder. Ich bin dann hingegangen und habe vorsichtig nachgefragt. Er sei gleich so weit. Hab ich mir nichts bei gedacht. Dann kommt der nach 20 Minuten wieder und stellt mir den Becher auf den Schreibtisch. Und da war kein Urin drin!«

»Sondern?«, frage ich schon ganz gespannt. »Hat er auch reingekackt?«

»Nee, ejakuliert! Der hat 20 Minuten auf unserem Klo onaniert! Und sich noch entschuldigt, dass er Pornos auf seinem Smartphone hätte schauen müssen und es deshalb so lange gedauert hat. Kannste dir nicht ausdenken!«

Ich lache laut. Und ich fühle mit Gabi. Und mit allen, die das täglich erleben. Aber es ist irgendwie auch schön. Diese Geschichten hätten wir ja nicht, wenn wir unseren Job nicht hätten.

Und was macht Herr Schulte? Der sitzt ja immer noch draußen – mit seinem Stuhl, oder sollte ich besser sagen: Stuhlgang?

Er ist übrigens ohne Himbeere und ohne Diagnose an diesem Mittwochabend nach Hause gegangen. Dafür mit der Bitte, sich zu den üblichen Öffnungszeiten beim Hausarzt vorzustellen. Und den Gefrierbeutel hat er nicht mitgenommen. Den hat er hiergelassen, und wir haben ihn entsorgt. Ich hatte Sorge, dass er ihn bis zum nächsten Hausarztbesuch einfriert. Dafür wäre er ja schließlich da … Und möglich ist alles.

Ja, liebe Leute, Notfallmedizin ist nichts für Weicheier. Das heißt aber nicht, dass Notärzte und -ärztinnen vollkommen verroht wären und uns nichts aus den Socken hauen könnte. Natürlich haben auch wir unsere Grenzen und Schwachstellen. Daher hat so ein Erlebnis wie mit Herrn Schulte auch immer etwas Lehrhaftes. Man lernt etwas über die Menschen da draußen und über sich selbst. In dem Fall lautet die Lektion: Lerne deine Grenzen kennen – und die der anderen. Die sind eben leider nicht immer deckungsgleich. Was ich »normal« finde, ist für andere eine Zumutung und umgekehrt. Schön wäre es, wenn wir die Perspektive wechseln und uns auch mal fragen, wie es unserem Gegenüber geht, wenn wir ihm oder ihr ungefragt unseren Allerwertesten unter die Nase halten.

Aber es geht hier auch um ganz generelle Persönlichkeitserkenntnisse. Wie ihr vielleicht schon wisst, ist mein Magen nicht gänzlich unempfindlich, schlechte Gerüche gehören auch nicht zu meinen Favoriten. Schon im Studium habe ich die Erfahrung gemacht, wie wichtig es ist, wirklich zu wissen, wie man so tickt. Als ich dem Vater der kleinen Mathilda an einem denkwürdigen Tag im Hörsaal begegnete, als diese gerade verstorben war, wusste ich: Ich werde keine Kinderärztin. Das ist nichts für mich. Im Laufe der Jahre habe ich dann immer mehr über meine Stärken und Schwächen erfahren. Und über mich selbst. Zahlreiche Erlebnisse und Erfahrungen in der Notaufnahme, im Rettungsdienst und auf der Intensivstation haben dazu geführt, dass ich meine Grenzen kennengelernt habe.

Bei Verwesungsgeruch wird mir schlecht, kann ich aber einigermaßen aushalten – eben zur Not. Exkremente aller Art: Komm ich mit klar. Zumindest, wenn sie in Gefrierbeuteln verpackt sind. Siehe Herr Schulte. Kinder (und Eltern!), die leiden? Möchte ich nicht dauerhaft ertragen müssen. Es ist für jeden Menschen wichtig, seine Grenzen zu kennen. Um seine Stärken zu wissen ist super, aber die Schwachstellen sollte man auch auf dem Schirm haben, damit man sie schützen oder vielleicht sogar in Stärken verwandeln kann.

In meinem Job werde ich naturgemäß öfter mit der schwachen Seite der Menschen konfrontiert. Mit Ängsten, mit furchtbaren Schicksalen, mit Traurigkeit und Verzweiflung. Wenn man kein Eisklotz ist, und das bin ich nun wahrlich nicht, muss man das aushalten können. Und sich schützen. Das habe ich im Laufe der Jahre gelernt. Dafür sollte man sich zunächst aber natürlich erst mal eingestehen, dass man überhaupt Schwachstellen hat. Das ist für mich übrigens eine große Stärke. Doch wie macht man das? Ich empfehle, aufs Bauchgefühl zu hören. Wenn uns etwas Unbehagen bereitet, Angst macht, es uns belastet, wir nicht schlafen können, wir frustriert oder verärgert sind, dann ist das ein klares Zeichen, dass es uns nicht guttut. Und wir uns davor schützen sollten. Dieses tolle Ding namens Psyche hat ein phantastisches Frühwarnsystem: negative Gefühle! Wenn die sich bemerkbar machen, sollte man gut hinhören. Und die Konsequenzen ziehen.

Leider gibt es viele ärztliche Kolleginnen und Kollegen, die sich selbst zu wenig schützen und dann an ihr Limit geraten. In meinem Buch »Eine für Alle« erzähle ich von einem Kollegen, der des Lebens müde bei mir in der Notaufnahme gelandet war. Eine tragische Geschichte, die auch mich immer wieder daran erinnert, auf mich aufzupassen.

»Reiner Selbstschutz!« Wer kennt diesen Ausspruch nicht? Aber warum wird er eigentlich immer so negativ verwendet? Was ist schlecht daran, sich selbst zu schützen?

Nicht Kinderärztin zu werden, hatte etwas von Selbstschutz. Vielleicht wäre ich heute eine andere, vielleicht hätte mich das Leid der Kinder und Eltern erdrückt. Oder abstumpfen lassen. Oft wird Selbstschutz mit Gefühlskälte in Verbindung gebracht. Das ist aber Blödsinn. Es ist vollkommen normal, sich vor negativen Gefühlen, vor Schmerz und Verletzung zu schützen. Und letztlich tut man damit auch seiner Umgebung einen Gefallen. Es wäre nicht gut, wenn ich bei Rettungseinsätzen dauernd in Ohnmacht fallen würde, weil ich kein Blut sehen kann. Also Stärken und Schwächen zu kennen macht echt Sinn! Das Gute ist doch, die eigenen vermeintlichen Schwächen in Stärken zu verwandeln. Der, der gerne redet, ist bestimmt ein guter Politiker oder Moderator, der Introvertierte vielleicht der beste Psychotherapeut, weil er gut zuhören kann. Deshalb sollten wir zum Beispiel nicht sagen »Ich bin zu schüchtern«, sondern »ein guter Zuhörer«. Und wenn es gelingt, unsere Schwächen in Stärken zu verwandeln, können wir sie nicht nur akzeptieren, sondern sogar nutzen.

Dennoch muss ich nicht dauerhaft immer irgendetwas »aushalten«, »ertragen« oder die Erwartungen anderer erfüllen. Da rebelliert garantiert die Seele, und irgendwann kriegst du die Quittung.

Ich habe gelernt, auf mich achtzugeben, weil ich weiß, wo ich verletzbar bin und an welcher Stelle ich meine Grenzposten aufstellen muss, damit nicht jeder in mein persönliches Hoheitsgebiet und über mich und meine Gefühle hinwegtrampelt.

In der Notaufnahme und im Rettungsdienst werden wir oft mit der rauen ungeschönten Realität konfrontiert, da werden auch Grenzen überschritten, da geht es mitunter hart und ruppig zu. Wie oft werden wir Notfallmediziner und das Rettungspersonal beschimpft und angegriffen (auch körperlich)! Wenn Menschen machtlos sind oder sich ohnmächtig fühlen, reagieren sie mitunter aggressiv und tun oder sagen unüberlegte und verletzende Dinge. Ich kann das zwar verstehen, muss mich aber trotzdem davor schützen, ich bin ja auch nur ein Mensch. Und ich habe auch Gefühle. Ja, ich empfinde Mitleid mit den Menschen und ihren Schicksalen, ich sehe ihr Leid, und es berührt mich. Und natürlich habe ich keine innere Black Box, in die ich einfach meine Gefühle packe, und dann ist alles gut. Ich muss damit umgehen.

Man braucht persönliche Rezepte, um mit seinen Ressourcen vernünftig umzugehen, sonst sind wir unserer Umwelt schutzlos ausgeliefert. Und wir müssen lernen, nein zu sagen.

Zu jenen, die uns zu nah kommen, emotional, aber auch körperlich. Die unsere Grenzen übertreten, aus unfairem und unangemessenem Verhalten – oder einfach aus Unachtsamkeit.

Und dann sollten wir laut und deutlich zu uns sagen: Ja, ich tue das aus reinem Selbstschutz! Und das ist gut so!

Und noch eine Bitte habe ich an dieser Stelle: Wir haben Empathie für unsere Patienten und Patientinnen, auch wenn man das vielleicht in einer stressigen Notsituation nicht immer sofort sieht oder spürt. Und da wäre es schön, wenn ihr auch Verständnis für uns habt. Respektiert bitte auch unsere Grenzen. Das würde vieles erleichtern, und am Ende haben wir alle etwas davon. Ein menschliches, friedliches und respektvolles Miteinander. Ich glaube, das kann unser Planet ganz gut gebrauchen.

Ein weiteres wichtiges Thema, das sich aus der Geschichte mit der Stuhlprobe im Gefrierbeutel ableiten lässt, ist die Eigeninitiative. Eigeninitiative ist super. Aber in dem Fall nun doch nicht so angebracht. Gut gemeint ist nicht immer gut gemacht! Bitte bringt nicht unaufgefordert Exkremente und andere Körperflüssigkeiten in der

Tupperdose mit in die Notaufnahme. Ist vielleicht nett gemeint, aber für uns nicht so schön. Deshalb möchte ich euch noch eine Geschichte zum Thema Eigeninitiative erzählen. Eine, die zeigt, dass man manchmal die Dinge besser nicht selbst in die Hand nimmt. Gerne an die Hand. Nicht in.

ZU RISIKEN UND NEBENWIRKUNGEN FRAGEN SIE IHREN ARZT ODER APOTHEKER

Diesmal handelt es sich um eine amüsante Geschichte mit dem Hubschrauber, der in dem Fall eher einer fliegenden Hausarztpraxis glich, und die glücklicherweise gut ausging und uns tatsächlich ein Stück weit den Tag versüßt hat.

Eigentlich sollte uns die mitgebrachte Benjamin-Blümchen-Torte den Tag versüßen. Die war gerade schnittfest aufgetaut, und die Kaffeemaschine tröpfelte. Wir saßen bereits am gedeckten Tisch … – und dann Einsatzmeldung. Kennt ihr die Benjamin-Blümchen-Torte? Für mich ist das der wahrgewordene Traum. Hätte ich als Kind gerne mal gehabt, bin aber »Lehrerkind«, da gab es nur Dinkelwaffeln. Die Lehrerkinder unter uns wissen, was ich meine. Daher ist diese hauptsächlich aus Sahne und Zucker bestehende Elefantentorte für mich an diesem Tag etwas ganz Besonderes. Das wissen auch Jens, der Pilot, und Simon, der HEMS TC, die mir mit dem Kuchen eine Freude bereiten wollen. Wer solche Kollegen hat wie ich, der landet einen Volltreffer nach dem nächsten, denn so viel Glück hat man sonst nur, wenn man im Lotto gewinnt.

Ich habe dann wohl mehrfach den Jackpot geknackt. Doch nun musste die elefantöse Kalorienbombe noch warten. Bis nach dem Einsatz …

Es ist Sonntagmittag, und wir fliegen über Rheinland-Pfalz, Landkreis Bernkastel-Wittlich. Die Eifel. Mittelgebirge. Hier geht man sonntagmittags mit der Familie in die Dorfgaststätte. Rinderroulade gutbürgerlich. Lecker. Und in so eine Dorfkneipe führt uns der Einsatz: bewusstlose Person. Zwischen Hühnersuppe und Rehrücken. Problem Nummer eins: Da muss man erst mal landen können. Mit dem Hubschrauber natürlich. Unsere Piloten sind grandios und können sogar dort landen, wo andere nicht mal ’nen Smart geparkt bekommen, aber Sonntagmittag in einem Dorf? Da findest du nicht einen einzigen Parkplatz mehr, geschweige denn einen Hubschrauberlandeplatz. Na ja. Die Restaurantterrasse. Die war frei. Und Gott sei Dank noch nicht bestuhlt.

Linkskurvenjens, wie ich ihn liebevoll nenne, weil er einfach die schönsten Linkskurven zieht, fliegt nicht nur, nein, er zelebriert den Flug. Und er liebt es. Ich wünschte mir manchmal, so gefühlvoll wie Jens mit dem Hubschrauber umgeht, würden wir Menschen miteinander umgehen, dann wäre die Welt ein Stückchen besser. Ich weiß bis heute nicht, wie man gleichzeitig derart sanft und präzise dieses echt schwere Gerät so auf den Punkt platziert. Jedenfalls ist es für Simon und mich der perfekte Platz, um auszusteigen. »Näher konnte ich euch wirklich nicht ranbringen«, scherzt Jens, und während ich aussteige, kann ich mir »du hättest auf dem Dach landen sollen« nicht verkneifen.

Simon und ich stehen nun also auf der Terrasse des Wirtshauses, schultern unsere Koffer und betreten die Gaststätte. Für mich immer wieder schön, bin ich doch im Ruhrgebiet eher den Charme von Burger-Franchise-Ketten oder sonstigen Schnellrestaurants gewöhnt, hier ist tatsächlich die Welt stehengeblieben. Karierte Tischdecken, Geweihe an den holzvertäfelten Wänden. Es riecht nach Sauerbraten. Es wundert mich überhaupt nicht, dass die Menschen in diesem heimeligen Ambiente ohne jedwede Reaktion ihr Hirschragout oder Schnitzel in aller Ruhe vertilgen und sich nicht durch eine Horde Rettungsdienstler samt Hubschrauber vor der Tür irritieren lassen. Schon gar nicht von der alten Dame, die da am Boden liegt. Der Eifler ist offenbar einiges gewohnt und hält standhaft am Mittagessen fest, ohne mit der Wimper zu zucken. Die Kollegen vom RTW sind nämlich auch schon da. Und von denen hat sich hier auch niemand stören lassen. Da kann auch die Notärztin ruhig weiterarbeiten.

Ich blicke ringsum zu den Menschen an den Tischen.

»Guten Appetit. Lassen Sie sich nicht stören.«

»Machen Sie ruhig, wir fühlen uns nicht gestört.«

Es ist irgendwie lustig.

Auf dem Boden in Schocklage liegt eine alte Dame. Die Kollegen vom RTW halten ihre Beine in die Luft. Um uns herum stehen ein paar Menschen mit besorgten Gesichtern. Familie nehme ich an.

»Hallo, was haben wir?«, frage ich in die Runde. »Olga Zielinski, 93 Jahre alt, beim Essen zusammengebrochen.«

Hm, denke ich, Olga hatte genug vom Mittagessen und sich entschieden, hier und jetzt die Biege zu machen? Nicht wirklich. Aber zumindest wurde ihr schwarz vor

Augen, und man hat sie auf den Boden gelegt. Ist ja erst mal vernünftig. Und so was kann natürlich passieren (vor allem, wenn man stramm auf die 100 zugeht) und unterschiedliche Ursachen haben. Zu wenig Flüssigkeit, zu viel Hitze. Vielleicht aber auch Herzrhythmusstörungen oder oder oder … Es ist in so einem Fall auch gut, den Rettungsdienst zu rufen. Was nur ein bisschen blöd war, dass Olga ein sogenanntes Notfallspray dabeihatte. Aber dazu gleich mehr.

Nach dem ersten Check schauen Simon und ich uns an und nicken einvernehmlich. Olga atmet und kneift die Augen zusammen, das heißt für uns erst mal: Wir können durchatmen. Gefahr für Leib und Leben besteht gerade nicht. Unsere Patientin ist nicht bewusstlos. Während sich Simon professionell mit den Angehörigen über die mögliche Ursache, die Situation und etwaige Medikamentenpläne austauscht, begebe ich mich gemeinsam mit dem Kollegen vom RTW auf den Boden zu Olga. »Olga, hörst du mich?« Ich duze gern, nicht aus Mangel an Respekt, sondern oft fühlen sich Menschen eher angesprochen und reagieren schneller. Ich schreie Olga an. Denn mir ist natürlich das Hörgerät nicht entgangen. Das baumelt etwas schief und fiept vor sich hin.

Ich fühle direkt den Puls am Handgelenk, er ist nur schwach tastbar, somit irgendwo zwischen 80 und 90 mmHg systolisch. Das ist zu wenig für einen Menschen in diesem Alter. Das EKG ist unauffällig, Blutzucker auch. Aber so richtig kommt Olga nicht zu sich. Scheint tatsächlich eine richtige Synkope zu sein, und zur Ursachenabklärung muss sie mit ins Krankenhaus. Synkopen (umgangssprachlich Ohnmacht, Kollaps) sind kurz anhaltende, spontan reversible Bewusstseinsverluste. Und da muss man natürlich die möglichen Ursachen checken mittels Echokardiographie und / oder Langzeit-EKG sowie einer Blutbildkontrolle.

»OLGA!!« Ich versuche es noch mal lauter und tätschel dabei ihren Arm. Simon steht über mir, und Olga und ich liegen gerade sprichwörtlich zu seinen Füßen. »Schöner Anblick, Carola!« Ich grinse und sehe Simon an. Er ist einfach ein toller Kerl. Die Ruhe selbst und das in jeder Situation. Also auch, wenn die plappernde Notärztin auf ihn einredet. Ob privat oder beruflich. Ich glaube, manchmal schaltet er einfach auf Durchzug, schaut mich an und denkt wahrscheinlich »irgendwann hört sie von alleine auf«. Man muss ihn einfach gernhaben, wenn er so dasteht, etwas hager, die Brille immer einen Zentimeter zu tief hängend, leicht beschlagen, ständig dieses schelmische Grinsen im Gesicht. Er ist ein sehr guter Beobachter, und ich schätze seine Urteilsfähigkeit. Und wenn er etwas sagt, dann ist das nicht nur auf den Punkt, sondern immer zum Weglachen. Genau mein Humor. So wie jetzt: »Jetzt schrei doch nicht so!«, lächelt er mich an, »man versteht ja sein eigenes Wort nicht mehr!«

»Sie ist schwerhörig, mit Flüstern komm ich da nicht weiter«, antworte ich, und als ich so richtig voller Inbrunst schreie, dass der Dame rechts am Tisch neben uns vor Schreck der Kloß im Hals stecken bleibt, öffnet Olga die Augen. Sie kommt zu sich.

»Was ist denn?«, fragt sie etwas irritiert. »Mein Rücken ist ganz kalt, jetzt heben Sie mich doch mal auf.«

Wir lächeln. »Gerne, Frau Zielinski. Aber zuerst bringen wir mal den Blutdruck etwas in Schwung, sonst fällst du gleich wieder um.« Olga ist genervt. »Wie Blutdruck? Was soll denn das hier? Ich hatte mir gerade Nachtisch bestellt.« Olga hebt den Kopf ein wenig. »Ist der schon da?« Ein Mann, offenbar der Sohn, kniet sich runter: »Ja, Mutti, jetzt musst du aber erst mal wieder zu Kräften kommen.«

»Wat is denn hier los? Wer sind die denn alle?«

»Wir sind vom Rettungsdienst. Sie hatten einen kleinen Kollaps, da hat Ihre Familie uns gerufen.« Simon lächelt sie an. Bilde ich mir das nur ein, oder hat sie tatsächlich kurz zurückgelächelt?

»Wie Kollaps?«

Ich rede weiter. »Sie bleiben jetzt mal schön ruhig liegen. Der nette junge Mann hier macht Ihnen eine Infusion.« Olga guckt sauer. Nachtisch wäre ihr eindeutig lieber.

Ich betätige mich jetzt investigativ und möchte rausfinden, was hier eigentlich passiert ist. Und da schiebt sich auch schon eine Dame um die 60 zu mir vor. »Ich bin die Nichte …« Nichte?, denke ich. Bei Nichten und Neffen denkt man irgendwie immer an Kinder. Aber klar, wenn Tante Olga 93 ist, dann sind die lieben Kleinen ja auch etwas in die Jahre gekommen.

»Gut, Frau …?«

»Bogenkamp, Mechthild.«

»Was ist denn genau passiert?«

Mechthild berichtet akribisch und ist auch ein bisschen stolz. »Tante Olga ist in sich zusammengesackt. Dann haben wir sie auf den Boden gelegt, geschaut, ob sie noch atmet, und weil das okay war, die Beine hochgelegt. Schocklage für den Kreislauf!« Nun schaut Frau Bogenkamp ein wenig beifallheischend. Der Erste-Hilfe-Kurs dürfte etwas länger her sein, und trotzdem hatte sie alles noch parat. Gedanklich zücke ich das Bundesverdienstkreuz!

»Alles richtig gemacht!«, jubiliere ich. Simon nickt zustimmend. Das ist tatsächlich noch mehr wert als ein Bundesverdienstkreuz.

»Und dann haben wir ihr das Notfallspray gegeben. Ist ja schließlich ein Notfall!«

Mir friert augenblicklich mein zustimmendes Lächeln ein. Simon verdreht die Augen.

»Notfallspray? Was soll das sein?«, frage ich etwas erstaunt. »Das hier. Zwei Hub muss man geben.«

Und zack zaubert Mechthild ein kleines Sprühfläschchen aus ihrer Handtasche.

Oh je …

»Darf ich mal?« Ich nehme ihr das Ding aus der Hand und stecke gedanklich gleichzeitig das imaginäre Bundesverdienstkreuz für großartige Erste-Hilfe-Maßnahmen wieder ein.

Ich will euch das mal erklären: Das sogenannte Notfallspray ist Nitrospray, Glyceroltrinitrat. Ein sehr potentes blutdrucksenkendes, weil gefäßerweiterndes Medikament. Wir verabreichen es zum Beispiel, wenn jemand einen sehr hohen Blutdruck hat und deswegen Brustschmerzen bekommt. Es senkt nach »2 Hub«, also nach zwei Sprühstößen unter die Zunge, oft so potent den Blutdruck, dass die Schmerzen weg sind und der Blutdruck sich normalisiert. Aber ältere Herrschaften ohne oder mit sehr niedrigem Blutdruck, die vielleicht genau deswegen oder warum auch immer kollabiert sind, könnte man tatsächlich damit umbringen. Wie Olga eben. Denn dieses »Notfallspray«

senkt den Blutdruck! Es gibt kein omnipotentes Notfallspray, das einfach in allen Notsituationen anwendbar wäre. Man stelle sich vor, es gäbe ein Mittel, das sich selbständig dem jeweiligen Notfall anpasst. Das wäre eine grandiose Erfindung, ein Spray mit Künstlicher Intelligenz. Aber so lange wir das noch nicht haben, sollten wir vorsichtig mit diesen Mitteln sein, die umgangssprachlich dann so einen bescheuerten Namen bekommen: Notfallspray. Das suggeriert ja quasi: Allheilmittel, für Notfälle aller Art! Um Gottes willen! Man muss sich das mal klarmachen: Da kriegt Olga einen kleinen Schwächeanfall, und das kann ja auch sehr harmlos sein. Vielleicht hat sie zu wenig getrunken, man bedenke: Die Dame ist über 90. Und dann zückt jemand das Notfallspray und senkt einen ohnehin niedrigen Blutdruck noch weiter ab. Und tschüss, Tante Olga.

Was lernen wir also daraus? Nicht jede Hilfe ist eine gute Hilfe. Nicht jede Eigeninitiative ist wünschenswert. Ich versuche, das alles auch der eifrig engagierten Mechthild zu erklären, ohne dass sie sich schlimme Vorwürfe macht.

Das viel zitierte Notfallspray ist sogenanntes Nitrospray, das übrigens rezeptpflichtig ist. Man nimmt es zum Beispiel bei

- plötzlich auftretenden Herzschmerzen aufgrund von Durchblutungsstörungen
- Blutdruckentgleisung
- akutem Herzinfarkt

Olgas Nichte schaut betreten. »Oh, mein Gott!«, murmelt sie und verdrückt ein paar Tränen.

»Ist ja noch mal gut gegangen«, versuche ich sie wieder aufzurichten.

»Tante Olga hat ja hin und wieder Herzprobleme. Zu hohen Blutdruck. Und ich dachte noch, sie hat Teilkammervorflattern!«, ruft Hobby-Medizinerin Mechthild im Brustton der Überzeugung.

»Wat?« Simon dreht sich ruckartig um.

»Teilkammervorflattern.« Olgas Nichte guckt todernst. Wie Professor Sauerbruch im OP. Und ich könnte auf der Stelle vor Lachen zusammenbrechen. »Dafür nimmt sie auch dieses Macromat!«

Simon schaut »Frau Doktor Bogenkamp« an wie ein Auto und dreht sich in Zeitlupe um: »Könnten Sie das bitte noch mal wiederholen?« Ich denke fest an die Benjamin-Blümchen-Torte, um nicht laut loszulachen. »Sie meinen: Vorhofflimmern. Und Marcumar.« Simon verzieht keine Miene und macht unbeeindruckt weiter. Ich feiere ihn gerade, konzentriere mich aber gleich wieder auf meinen Job, um mich in dieser Situation kontrollieren zu können.

»Ja, Frau Bogenkamp, Ihre Tante hat auch Vorhofflimmern. Und nimmt Marcumar zur Blutverdünnung. Aber da kommt das Nitrospray bitte nicht zum Einsatz. Und jetzt beruhigen Sie sich. Ist ja alles halb so wild.«

»Danke!«, sagt sie wirklich aus vollem Herzen und nimmt meine Hand. »Ich bin froh, dass ich endlich weiß, wofür dieses Spray ist.«

Und mir ist es an dieser Stelle auch sehr wichtig, noch mal explizit darauf hinzuweisen: Viele Kolleginnen und

Kollegen raten den Patienten: »Nehmen Sie dieses Spray im Notfall.« Leider hören entweder die Patienten nicht zu, oder die Ärzte erklären es schlecht, oder sie gehen davon aus, dass die Patientinnen es wissen. Und leider hat sich der Begriff »Notfallspray« irgendwie in den Köpfen festgesetzt. Der Notfall bedeutet hier ausschließlich Blutdruckkrise und Brustschmerzen. Und das auch nur nach ärztlicher Anordnung.

Bitte nicht bei gebrochenem Fuß, Kollaps, Kopfschmerzen oder Regelblutung. Es gibt unterschiedliche Notfälle. Und dieses Nitrospray in der orangenen Flasche ist nicht für beziehungsweise gegen ALLES wirksam. Also wenn ihr das hier lest und bei irgendjemandem so ein Spray seht, gehen bei euch bitte sofort die Alarmglocken an. Dieser Mensch ist herzkrank. Und das Spray ist nur in DIESEM Notfall zu verwenden.

Aber nun zurück zu Olga.

Während der Zugang platziert ist und die Infusion mit dem blutdruckerhöhenden Medikament einläuft, bekommt Olga auch wieder Gesichtsfarbe, sie wird zunehmend agiler und somit auch meckerfreudiger. Jetzt gibt's ja wieder Blutdruck, also kommt im Kopf auch was an.

Ich liebe das. Ja, das klingt vielleicht komisch, aber ich mag ältere Menschen, auch die, die rummosern. Denn wer meckert, der lebt, und je mehr er meckert, desto besser geht es ihm. Der alten Dame scheint es demnach sehr viel besser zu gehen, trotzdem ist Olgas Laune im Keller. Dieser Blick – ich könnte sie küssen. »Die nehmen wir mit auf ein ordentliches Stück Benjamin-Blümchen-Torte«, scherzt Simon lautstark, »dann wird die Laune auch besser!« Olga findet das aber gerade gar nicht lustig. Wir setzen sie in den Tragestuhl. Dieser Gesichtsausdruck! Leute, ich kann das schwer beschreiben. Angela Merkel mit heruntergezogenen Mundwinkeln. Also Nullkommanullbock.

»Wir bringen Sie jetzt ins Krankenhaus.« Simon gibt sich Mühe. Aber Olga bleibt hart. Standhaft. Oder einfach nur taub. »Was ist mit meinem Nachtisch?«

»Jetzt nicht aufgeben, Simon«, necke ich ihn, »du schaffst das.«

»Du bist so bescheuert«, grinst er in meine Richtung. Und setzt noch mal engelsgleich in Richtung Olga nach: »Sie müssen mit ins Krankenhaus.« Olga bleibt bei ihrem Merkelblick. Ich schaue mir das jetzt einfach noch ein bisschen an. »Das verspricht lustig zu werden«, flüstere ich den RTW-Kollegen zu und harre grinsend der Dinge. Jetzt hat Simon wohl auch verstanden, dass er so nicht weiterkommt. »Sie müssen mit ins Krankenhaus!!!«

Olga schweigt, verschränkt die Arme vor der Brust und zieht die Mundwinkel noch ein bisschen weiter nach unten.

Und ich kann mir einen Kommentar nicht verkneifen:

»Was schreist du denn so, man versteht ja sein eigenes Wort nicht mehr! Merkste selbst, ne?« Wir lachen.

»Jaja, ist gut, 1:0 für dich.«

»Ich sag ja, sie ist taub. Du wolltest mir ja nicht glauben.«

»Ich will nicht ins Krankenhaus! Ich will Mousse au Chocolat!«, motzt Olga weiter.

Aha, Olga zeigt vollen Einsatz. Gutes Zeichen. So aus Notärztinnensicht.

»So einfach ist das nicht.« Simon setzt sein schönstes

Lächeln auf. Jetzt kann auch Olga nicht mehr widerstehen. Der Gesichtsausdruck wird tatsächlich etwas milder und Simons Stimme noch etwas sanfter. »Wir müssen das abklären lassen. Sie kommen mit nach Wittlich. Und dann schauen die Ärzte in der Notaufnahme, was Ihnen fehlt.«

Olga scheint nicht begeistert, aber einsichtig.

»Wenn es sein muss …«

»Du könntest sie mit der Elefantentorte ködern«, souffliere ich.

»Wir haben zwar keine Schokoladenmousse, aber eine erstklassige Sahnetorte«, schreit ihr Simon direkt ins Ohr.

»Na gut.« Olga lächelt. Aber erst als Simon ihr die Hand reicht. Und dann geht's mit Simon händchenhaltend in den RTW. Ich glaube, Olga ist ein bisschen verliebt in ihn. Ich kann sie verstehen. Darf sie. Der Zweck heiligt schließlich die Mittel.

Olga fährt mit den Kollegen vom RTW allein ins Krankenhaus. Simon und mich braucht sie nicht mehr.

Jens fliegt uns heile zurück zur Benjamin-Blümchen-Torte, doch wieder kommen wir nicht in den Kalorienbombengenuss, weil ein Einsatz ruft.

Ich hätte Olga gern ein Stück zur Wiedergutmachung ins Krankenhaus gebracht. Statt der Mousse au Chocolat. Ich hätte es ihr so gegönnt. Und irgendwie denke ich immer noch an die lächelnde Olga, wie sie Hand in Hand mit Simon zum RTW geschoben wird. Ich glaube, sie war sehr glücklich. Und nicht nur für einen kurzen Moment. Und wir waren es auch. Den ganzen Tag lang. Besonders Simon. Der muss heute immer noch lachen, wenn man »Olga« sagt. Oder: Nitro-Oma. Das ist nämlich der Spitzname, den sie von uns bekommen hat. Genauso wie ich beim Wort

»Teilkammervorflattern«. Ich bin sehr froh, dass das Leben der reizenden Dame an diesem schönen Sonntag nicht plötzlich vorbei war. Und dass wir ihrer Nichte Mechthild noch etwas in Sachen »Notfallspray« beigebracht haben. Der Einsatz hat sich gelohnt. Darauf jetzt endlich ein verdientes Stück Benjamin-Blümchen-Torte. Oder Mousse au Chocolat. Oder am besten: Beides!

#MACHTDEMÜTIG

WIE DIE SONNE DURCH DIE WOLKEN

Kind. Bewusstlos. Die Leitstelle funkt uns an.

»Gebt Gas, es geht um ein zwölf Wochen altes Kind!« Der Disponent hat offenbar die Eltern auf der anderen Leitung, und wir hören die Schreie der Mutter im Hintergrund, der Vater sagt Unverständliches, ich glaube gehört zu haben, dass das Kind nicht mehr atmet. Frank und ich schauen uns an. Wir müssen nicht reden. Wir haben verstanden. Wir fahren immer mit Blaulicht, immer zügig. Aber es gibt Notfall und Notfall. Zügig und sehr zügig. Natürlich achtest du auf den Verkehr und das ganze Drumherum, aber jetzt sind wir *sehr* Notfall und *sehr* zügig. Genauso wie der RTW. Manchmal frage ich mich, wie schnell so ein 7,5-Tonner tatsächlich fahren kann. In dem Fall offenbar genauso flott wie der BMW SUV, den wir als NEF benutzen. Die Meldung hat bei der RTW-Besatzung augenscheinlich dasselbe ausgelöst wie bei Frank und mir. Tatsächlich halten wir mit quietschenden Reifen vor einem Acht-Parteien-Haus. Und mir schnürt es augenblicklich die Kehle zu. Vor dem Wohnblock auf dem Asphalt liegen fünf ältere Damen mit Kopftuch auf ihren Knien, laut klagend und schreiend. (Ich bekomme immer noch Gänsehaut, wenn ich an dieses Bild denke.) Und in dem Moment wissen wir, dass hier etwas Furchtbares passiert sein muss. Es ist komisch und nicht erklärbar, aber meist weißt du schon, wenn du aussteigst, ob dich etwas Schlimmes erwartet. Hier wussten wir es.

Dieser Einsatz hat bei mir Spuren hinterlassen. Tiefe Spuren. Mich reflektieren lassen. Und zwar über das Medizinische hinaus. Sauerstoff, Adrenalin, Totenflecke. Kriminalpolizei. Okay, ein Algorithmus. Scheiß auf den Algorithmus, wenn du einer Mutter den Schmerz nicht nehmen kannst. Kein Medikament kann das. Nichts und niemand kann das. Es führt nur zu noch mehr Schmerz. Noch mehr Verzweiflung.

Kind. Bewusstlos.

Wenn so etwas auf dem Pieper steht, ist keiner mehr die Ruhe selbst. Und wer das behauptet (und nicht gerade Kinderintensivmediziner ist), lügt. Wir alle sind bei so einer Einsatzmeldung nicht nur nervös, nein, uns geht der Arsch auf Grundeis. Und zwar richtig. Nicht nur, weil man Kindernotfälle statistisch gesehen nicht so häufig hat wie Notfälle mit Erwachsenen, Gott sei Dank, sondern auch wegen der Tatsache, dass dann ein ganzer Rattenschwanz nachkommt. Kinder sterben nicht so einfach, meist ist ein Unfall der Grund, dass ein kleines Wesen plötzlich aus dem Leben gerissen wird. Ich kann das kaum schreiben ohne Tränen in den Augen. Ich hatte schon diverse Kindernotfälle, es waren Unfälle, die auf dem Spielplatz passiert sind, beim Toben, im Straßenverkehr. Meist mit gutem Ausgang, und die Meldung auf dem Pieper hörte sich schlimmer an, als das, was wir letztlich vorfanden. Aber die, die dann tatsächlich nicht gut ausgingen, bleiben bis heute in jeder Faser meines Körpers präsent. Sie tun immer noch weh.

Heute also wieder: Kind. Bewusstlos. Glücklicherweise habe ich mit Frank einen extrem erfahrenen Notfallsanitäter an meiner Seite, und zumindest das beruhigt mich. Ein wenig. Denn noch etwas registriere ich beim Blick auf die Szenerie rund um die herzzerreißend klagenden Frauen. Ich sehe die Kollegen vom RTW. Scheiße, denke ich. Die sind zu dritt. Drei sind auch in diesem Fall mal wieder einer zu viel. Normalerweise sind da zwei: Notfallsanitäter plus Rettungssanitäter. Ich ahne nichts Gutes und schaue Frank an. Er nickt. »Ja, der Praktikant ist dabei. Es ist erst seine dritte Schicht.« Und wir wissen beide sofort, was das bedeutet.

Verdammter Mist. Ausgerechnet bei so einem Notruf. Es ist nicht gut, wenn die jungen Leute gleich zu Beginn ihrer Laufbahn mit Erlebnissen konfrontiert werden, die posttraumatische Folgen haben können. Und ich sollte recht behalten. Aber noch liegt das Schlimmste vor uns.

Zusammen mit den Kollegen vom RTW hechten Frank und ich die Treppe rauf, und wir müssen nicht lange suchen, wo wir hinmüssen, die Tür ist weit aufgerissen, wir hören eine schreiende Frau und sehen einen Mann, der mit der blanken Faust auf den Türrahmen einschlägt, ohne zu registrieren, dass er mittlerweile mehrere Handknochen gebrochen haben muss. Er blutet stark, scheint den Schmerz aber nicht zu spüren.

Ein etwa vierjähriges Mädchen zeigt wortlos auf das Kinderzimmer. Bepackt mit all unseren Sachen stolpern wir in den kleinen Raum. Rosa Tapete mit türkisen Verzierungen. »Unsere Prinzessin« steht in geschwungener Schrift an der Wand, darunter ein Regal mit Bildern der kleinen Familie, auf denen alle lachen und sich freuen.

An der rechten Wand steht das Prinzessinnenbett. Es könnte schöner nicht sein. Mit einem Himmel, von dem ein Sternenmobile baumelt, dazu eine Spieluhr.

Ich starre auf ein lebloses Kind in Rückenlage, eingebettet in einen rosa Schlafsack. Friedlich. Blau verfärbtes Gesicht. Der Kollege des RTW greift nach dem Kind. Ich schaue ihn an und lege meinen Arm auf seine Hand. »Lass. Sie ist tot.« Hinter mir höre ich die Schreie der Mutter.

Es läuft alles in Zeitlupe ab. Wie paralysiert starren wir auf das Kind. Mit Totenflecken im Gesicht. Sie muss also umgedreht worden sein. Wahrscheinlich, als die Mutter nach ihr sehen wollte, warum sie immer noch schläft. Totenflecke entstehen als sicheres Todeszeichen. Wenn das Herz aufhört zu schlagen, versickert das Blut aus den Gefäßen quasi im Gewebe. Und der Schwerkraft folgend nach unten. Sie entstehen also zuerst da, wo wir aufliegen. Totenflecke sind die Wahrheit. Es sind sichere Todeszeichen und deshalb sicher, weil sie unumkehrbar sind. Hier handelt es sich um keine Reanimationssituation, in der wir um ein Leben kämpfen und versuchen, gegen den Tod zu gewinnen. Bei Totenflecken ist das Spiel vorbei. Wir haben verloren, bevor wir überhaupt angefangen haben. Ich halte nichts davon, Hoffnung zu schüren, wenn es keine mehr gibt. Hoffnung sollte immer da sein, aber nicht, wenn Wirklichkeit und Wahrheit bereits zugeschlagen haben.

Der Praktikant hat sich in die hinterste Zimmerecke verdrückt. Klein, leise, zurückgezogen kauert er an der Wand. Wie alt mag er sein? Dritte Schicht, das weiß ich von Frank. Wie viele Einsätze hat er miterlebt? Was hat er alles schon gesehen? Und vor allem: was nicht? Und augenblicklich erinnere ich mich an die Worte meiner damaligen Oberärztin: »Deinen ersten Toten vergisst du nicht.« Die Schreie der Mutter holen mich von meinem kurzen Gedankenausflug in dieses Kinderzimmer zurück und gehen durch Mark und Bein: »Tun Sie was, wieso tun Sie nichts? Tun Sie was, meine Tochter, mein Herz, mein Stern! Was ist mit Cansu?«

Ich habe nie verstanden, was es bedeutet, wenn jemand sagt: Ich würde für dich durchs Feuer gehen. Ich würde für dich mein Leben geben. Ich würde mich opfern.

Ich kannte derartige Sätze aus ultraromantischen Hollywoodfilmen. Wo sich zwei Liebende küssen. Sich in den Armen liegen und ewige Treue schwören. Ich hatte keine Ahnung.

Das änderte sich, als ich selbst Mama wurde. Ich kannte diese Liebe nicht, die man empfindet, wenn man sein Kind in den Arm nimmt. Wenn die Welt aus den Fugen gerät, wenn alles andere nebensächlich wird, wenn man sein Herz grenzenlos verschenkt, dass es ab sofort auch außerhalb des eigenen Körpers schlägt.

Als ich meine Tochter und zwei Jahre später meinen Sohn in den Armen hielt, wusste ich, was Liebe ist. Das kannte ich bis dato in dieser Form nicht. Es war das erste Mal, dass ich entdeckte, zu welchem Ausmaß an Liebe mein Herz fähig ist. Ich bekam eine leise Ahnung, was der Satz »Ich würde für dich sterben« bedeutet.

Wie oft habe ich in der Notaufnahme und in Einsätzen Menschen verloren, ihnen beim Sterben zusehen müssen, sie in den Tod begleitet. Aber nichts von alledem ist damit zu vergleichen, wenn Kinder im Spiel sind. Weil hier scheinbar die Naturgesetze ausgehebelt werden und Gewissheiten nichts mehr gelten. Denn die Reihenfolge scheint doch festgelegt: Der Lauf der Dinge muss sein, dass die Älteren vor den Jüngeren gehen. Andersherum ist es wider die Natur, gegen unser Verständnis von Gerechtigkeit. Ja, gegen unser Verständnis von Liebe.

Das Schicksal hat es anders gewollt. Es hat dieser Mutter ihr Kind genommen. Das kleine Herz hat aufgehört zu schlagen. Ich schlucke. Eigentlich schlucke ich meine Tränen hinunter. Für einen Moment bin ich gelähmt. Aber Frank legt mir die Hand auf die Schulter und nickt mir zu. Ich verstehe. Jetzt kommt »mein« Moment. Das, was kommen muss, etwas, das ich niemals lernen kann. Es berührt jedes Mal, es triggert jedes Mal, es wird nicht besser, auch nicht, je öfter man solche Momente durchlebt. Diese Emotionalität bleibt immer auf dem gleichen intensiven Niveau. Sie wird einfach nicht weniger.

Ich schaue die Mutter an. Sie weint, sie schreit, ihr Mann hat sich mittlerweile mit seiner gebrochenen blutüberströmten Hand wie ein Embryo auf den Boden eingerollt und schluchzt. Es ist ein grausamer Anblick. Ich schaue meine Kollegen vom RTW an: »Wie ist ihr Name?« »Nasir«, antwortet mein Kollege mit belegter Stimme. Ich suche den Augenkontakt. Zuerst mit dem Vater: keine Chance. Es scheint, als habe er sich in seinen Kummer eingegraben. Also schaue ich seine Frau an, die vor dem Bettchen ihrer kleinen Tochter hockt und auf das tote Kind starrt. »Frau Nasir?«, sie scheint kurz aus ihrer Trance zu erwachen und starrt mich an. Ich knie mich zu ihr. »Es tut mir leid …«, weiter komme ich nicht, ich räuspere mich, den Rest des Satzes verschlucke ich. Er ist mir sprichwörtlich im Hals stecken geblieben.

»NEIN!! Cansu!!«, brüllt sie, »nein, nein, nein!« Die Situation in diesem Zimmer ist der wahr gewordene Albtraum. Und ich fühle mich wie ein Statist. Von draußen hört man klagende Frauenstimmen. Vor mir die weinende Mutter vor ihrem toten Kind, der verzweifelte Vater, der Praktikant, der den Kopf gesenkt hat und starr auf den Boden schaut. Er versucht, Haltung zu bewahren, das kann man ihm ansehen. Wahrscheinlich denkt er, dass er jetzt bloß nicht schlappmachen darf. Ich scanne mal wieder alles um mich herum ab. Vielleicht auch, um mich zu fokussieren. Ich muss mich konzentrieren. Frank hat sich mittlerweile zu dem Vater auf den Boden gelegt. Das habe ich so auch noch nicht gesehen. Er nimmt das Wort Augenhöhe tatsächlich ganz genau. Ich finde das mehr als angebracht und bin sehr stolz auf meinen Kollegen. Danke, Frank, denke ich. Und dass ich hier sofort wegmöchte. Aber erst muss ich ihn zu Ende bringen. Den Satz. Ich greife die Hand der Mutter und setze noch mal an: »Es tut mir leid.« Und ich merke, wie das nicht mal annähernd beschreibt, was ich gerade fühle. Es tut mir leid. Wie grotesk untertrieben. Und wie gerne würde ich mitweinen, würde ich ihr ein Stück Schmerz abnehmen. Allein die Vorstellung, dass etwas mit meinen Kindern wäre, schnürt mir die Kehle zu.

»Es tut mir leid, Ihre Tochter ist tot.« Ich registriere, wie dem Praktikanten gerade schlecht wird. Da kann er sich noch so sehr zusammenreißen. Ich hab's gemerkt. Bis hierher hat er tapfer versucht, es zu überspielen. Von wegen: Männer sind stark, die können das ab. Einen Scheiß könnt ihr! (Und müsst ihr übrigens auch nicht!) Die Geräusche im Raum werden leiser, der Vater wimmert nur noch unter Franks Hand, die behutsam auf seinem Rücken liegt.

Auch Frau Nasir wird auf einmal ganz still, ihre Schreie verstummen. Gut, denke ich und atme einmal tief durch, die Information ist angekommen. Eine neue Phase tritt ein. Noch wissen wir nicht, was das für jeden Einzelnen bedeutet. Aber zumindest scheint die Situation sich ein wenig zu beruhigen – sofern man hier von »Beruhigung« sprechen kann. Die Kollegen vom RTW räumen fast geräuschlos ein paar Sachen zusammen und bringen den Monitor wieder ins Auto. Der wird ja nicht mehr gebraucht. Ich höre, wie Frank leise mit Herrn Nasir spricht, der zwar immer noch auf dem Boden sitzt, sich aber ein wenig aufgerichtet hat. »Die Kripo wird gleich hier sein, das ist normal, Herr Nasir, die müssen bei …«, Frank stockt und schaut mich kurz an, »… in so einem Fall kommen.«

Die kleine Cansu ist, wie sich später herausstellen wird, am Plötzlichen Kindstod verstorben. Für den SID (*Sudden Infant Death*) können verschiedene Faktoren verantwortlich sein. Eine mögliche Ursache könnte eine Unreife des Atemantriebs sein oder eine schwerere Erweckbarkeit, die zu einem Atemstillstand führt. Auch Viren werden als Ursache diskutiert. Meistens tritt dieser Fall bei Säuglingen zwischen zwei und vier Monaten auf. Da diese plötzlichen Todesfälle nicht auf eine eindeutige und einzige Ursache zurückgeführt werden können, muss die Polizei ermitteln. Sie gelten formal als ungeklärte Todesursache. Für die trauernden Eltern ist das eine gnadenlose und grausame Prozedur. Und es ist gut, wenn wir Notärzte ihnen gleich erklären, dass bei jedem Tod aus ungeklärter Ursache die Polizei benachrichtigt werden muss. Dem Tod des Kindes muss zwangsläufig eine behördliche Untersuchung folgen. Ich bin froh, dass Frank mir diese unangenehme Aufgabe abgenommen hat, und wende mich wieder der Mutter zu und schaue ihr in die Augen: Sie sind leer. Aber anders als das, was ich erwartet habe. Nicht Trauer, Entsetzen, Fassungslosigkeit. Sondern eine alarmierende Leere. Ist sie noch da? »Hallo?«, rufe ich. »Frau Nasir?« Keine Antwort. Irgendetwas ist komisch. Sie ist kalkweiß im Gesicht, kaltschweißig. Abwesend. Irgendwas stimmt hier nicht.

»Frau Nasir, ist alles okay?« Was für eine blöde Frage, denke ich, natürlich ist nichts okay. Ihre Tochter ist tot.

Plötzlich ist ihr Gesicht schmerzverzerrt. Und sie fasst sich an die Brust. »Mein Herz«, flüstert sie.

Ich kenne Menschen, die trauern und leiden, aber das hier ist anders. »Wo tut es Ihnen weh?«, frage ich nach. Keine Reaktion. Außer ein kurzes Zucken und Fassen an den Hals. Sie hat sich aufgesetzt und lehnt an Cansus Bettchen.

Tief in meinem Innern geht ein Alarm an, da stimmt was nicht. Ich greife ihre Hand, um den Puls zu fühlen. »Jungs, holt den Monitor zurück. Ich hätte gern mal ein paar Vitalwerte.« Der Puls ist nämlich kaum tastbar, und sie ist ziemlich kalt. Nee, nicht gut, gar nicht gut, schießt es mir durch den Kopf. »Was ist mit ihr?«, fragt Herr Nasir, der mittlerweile vom Boden aufgestanden ist und seine Frau trösten möchte. Sie sitzt versteinert da, und ab und zu verzieht sie schmerzverzerrt das Gesicht. Sie hält »ihr Herz fest«. »Könnte einer von euch bitte mal Herrn Nasirs Hand verbinden«, flüstere ich den Kollegen vom RTW zu,

»am besten im Wohnzimmer.« Denn mittlerweile sind auch die Kollegen mit dem Monitor wieder da. Während sich mein Kollege nebenan die Wunden an den Fingerknöcheln anschaut, haben wir Frau Nasir an den Monitor angeschlossen. Und schon sehe ich die auffällige Pulskurve. Irgendwas ist mit dem EKG. »Schreibt mir bitte mal ein 12-Kanal.« Während die Jungs das 12-Kanal-EKG kleben, also ein Elektrokardiogramm schreiben, das alle zwölf Ableitungen (also die Messungen elektrischer Ströme bzw. Spannungen) gleichzeitig registriert, werfen Frank und ich uns beunruhigende Blicke zu. »Hast du das gesehen?«, frage ich. Er nickt. »Die hebt. Siehst du das? Ich brauche den Ausdruck.« Sekunden kommen mir wie Stunden vor. Als der Kollege mir den EKG-Ausdruck reicht, habe ich für einen kurzen Moment das Gefühl, ich habe alles vergessen, was ich auf der Arztschule gelernt habe. Das kann nicht sein. Das darf nicht sein!

»Frank! Bin ich verwirrt? Träume ich?«

»Nee, du hast recht. Sie hebt über der Vorderwand. V1 bis V4. Das ist ein Herzinfarkt!«

Ich erwache aus meiner Schockstarre. »Herzinfarkt?! Die Tochter ist gestorben, und wir fahren jetzt mit der Mutter auf den Kathetertisch?«, stammle ich ungläubig.

»Scheint so! Ich telefoniere!«, ruft Frank mir zu, während ich mich der Frau zuwende. Okay, denke ich, neue Situation. Und zwar eine, in der gehandelt werden muss. Unverzüglich. »Frau Nasir, laut EKG haben Sie einen Herzinfarkt. Passt auch zu den Brustschmerzen. Ich muss Sie mitnehmen, Sie brauchen eine Herzkatheteruntersuchung.« Und plötzlich geht ein Ruck durch diese Frau, den ich so nicht erwartet hätte:

»Was?«, schreit sie mich an, »sind Sie bescheuert?! Ich hab keinen Herzinfarkt! Wissen Sie, was ich habe? Ich habe gerade meine Tochter verloren! Mein Herz ist kaputt!« Ich muss schlucken, habe aber keine Zeit für eine Diskussion, besser gesagt: Frau Nasirs Herz hat keine Zeit.

»Ihr Herz schmerzt, und das EKG ist eindeutig. Wenn Sie nicht mitkommen, liegen Sie gleich daneben!«

Frank zuckt bei diesen Worten kurz zusammen, und ich realisiere gerade meine eigene Verzweiflung und muss mich konzentrieren, nicht unsachlich zu werden und mich von meinen Emotionen leiten zu lassen. Ich muss runter von dieser Gefühlsebene hin zu EKG, Vitalwerten und Pulskurven. Weg von Trauer, Gedanken, Tod, Verzweiflung, Paralyse. Hin zur Sachlichkeit.

Und ich kann euch sagen, wie verdammt schwer das nicht nur manchmal ist. Sondern ziemlich oft sogar. Ich bin dankbar dafür, in Einsatzsituationen oft einfach nur zu funktionieren. Aber in diesen Momenten sind wir mehr Mensch als Maschine, auch wir können einfach manchmal nicht anders. Und die Tatsache, dass hier gerade Eltern das Schlimmste erleben, was ihnen passieren kann, nämlich den plötzlichen Verlust ihres Kindes, kann auch an uns nicht spurlos vorbeigehen. Zumindest nicht immer und heute nicht an mir.

Frau Nasir starrt mich an. »Das kann nicht sein, ich kann hier nicht weg. Ich will bei meiner Tochter …«

»Nein, Sie müssen ins Krankenhaus«, sage ich bestimmt und versuche, mich auf den Monitor zu konzentrieren. Objektivierbare Werte sind oft mein Strohhalm, an dem ich mich festklammere, weil sie mir Sicherheit geben. Damit kann ich umgehen.

Frank reißt mich aus meinen Gedanken. »Es bleibt beim Herzkatheter? Wäre frei, hab ja schon nachgefragt.«

Ich bin froh, dass er diese Frage stellt, diesen Pragmatismus brauche ich gerade, um mich aus meiner drohenden Schockstarre rauszuholen, bevor sie wirklich einsetzt. Ich warte die Antwort von Frau Nasir bewusst nicht ab, nein, jetzt entscheide ich, und zwar über sie und über ihren Kopf hinweg, weil ich realisiere, dass sie aktuell nicht entscheidungsfähig ist. Sie steht unter Schock. Und tatsächlich ist jetzt und hier mal einer der Momente gekommen, wo man nicht mit dem Patienten, sondern über ihn und in dem Fall für ihn entscheidet.

»Ja, anmelden. ST-Hebungsinfarkt. Wir kommen.«

In diesem Moment betritt Herr Nasir wieder den Raum. Mit einer frisch verbundenen Hand.

Ich wende mich ihm zu, er scheint sich etwas gefangen zu haben. Wie ein Zaungast schaut er auf seine Tochter, die wie schlafend in ihrem Gitterbett liegt. Und dann auf seine Frau, den Monitor, Frank am Telefon, die Polizei, die gerade reinkommt, und ich habe den Eindruck, er weiß überhaupt nicht, wie ihm gerade geschieht. Als sei er nicht Teil des Ganzen, sondern gerade zufällig hier vorbeigekommen. Die Kolleginnen von der Polizei sind auch sichtlich überfordert. »Was ist hier los?«, fragt eine junge Polizistin etwas irritiert. »Frank, kannst du das bitte kurz übernehmen?« Ich bin dankbar, dass sie für einen Moment den Raum verlassen und ich mich wieder Herrn Nasir zuwenden kann. Seine Augen sind glasig, aber ich hoffe, dass ich einen Zugang zu ihm bekommen kann:

»Herr Nasir«, meine Stimme ist bestimmt, aber sanft, und ja, ich zittere ein bisschen. »Ich brauche Sie jetzt.« Er wendet ganz langsam den Kopf. Vorher hat er durch mich hindurchgeschaut, jetzt scheint er mich tatsächlich wahrzunehmen.

»Sie brauchen meine Hilfe?« Monoton, sachlich, nicht mal überrascht spult er diese Frage ab, als ginge es um etwas Unbedeutendes: Ein Fremder fragt nach dem Weg. Oder die Nachbarin bittet im Treppenhaus darum, beim Kinderwagen mit anzufassen. Er steht natürlich ebenfalls unter Schock, wer kann es ihm verübeln, aber zumindest habe ich den Eindruck, dass er mich versteht. »Ja, ich brauche Ihre Hilfe. Sie müssen Ihrer Frau sagen, dass ich sie mitnehmen werde. Ich muss von einem Herzinfarkt ausgehen. Sie muss eine Herzkatheteruntersuchung bekommen.«

Nun verändert sich sein Gesichtsausdruck schlagartig.

»Bitte was?« Die Stimme klingt schrill. »Sie erklären mir gerade, dass meine Frau einen Herzinfarkt hat? Meine Tochter ist gestorben, und meiner Frau passiert gleich das Gleiche?« Ich fasse ihn ganz leicht an den Arm und versuche, ihn zu beruhigen, doch da sehe ich zwei braune Kulleraugen, die sich unbemerkt ins Zimmer geschlichen haben. Kinder haben ein unfassbares Gespür für Situationen. »Papa?« Ich zucke zusammen. Natürlich, die Kleine hatte uns den Weg ins Zimmer gezeigt! Ich hatte sie ganz vergessen! Wo war sie nur die ganze Zeit? Vielleicht bei den Frauen vor dem Haus? »Dunya!« Herr Nasir hebt seine Tochter auf den Arm und drückt sie ganz fest an sich. Er weint, und ihm laufen dicke Tränen über die Wangen. Dann wendet er sich seiner Frau zu. Zusammen mit Dunya kniet er sich vor sie auf den Boden, und dieser Moment ist für alle, die ihn erleben, unfassbar traurig und stark zugleich. Eindrücklich und beeindruckend.

»Sara, du wirst jetzt ins Krankenhaus fahren. Es gibt kein Nein, ich akzeptiere kein Nein. Dunya akzeptiert auch kein Nein. Wir brauchen dich.«

»Cansu«, schluchzt sie und fasst sich erneut an die Brust.

Ich bin hin und her gerissen. Diese Frau hat gerade ihre kleine Tochter verloren, das Schlimmste, was einer Mutter passieren kann, sie muss Abschied von der Kleinen nehmen, die noch immer in diesem Raum in ihrem rosa Schlafsack liegt. Es ist unfassbar schlimm. Andererseits bin ich Notfallmedizinerin, und hier liegt eine Frau mit einem akuten Myokardinfarkt. Zumindest sagen mir das die Werte.

»Frau Nasir«, falle ich ein, »wir müssen fahren!«

»Mein Kind!«, ruft sie laut. »Mein Kind, ich muss sie halten!« Für den Bruchteil einer Sekunde schleichen sich Verordnungen in mein Gehirn, die ich allesamt mit einem Handstreich vom imaginären Tisch wische.

Mir ist egal, ob ich hier einen potenziellen »Tatort« verändere und gleich der Kripo Rede und Antwort stehen muss. Ich sehe Frank, wie er draußen im Flur mit der Polizei spricht. Eine Mutter braucht ihr Kind. Ich trete an das Bettchen und hebe Cansu hoch und irgendwie hat sie was Friedliches. »Deine Mama braucht dich«, flüstere ich leise, als ich ihr das tote Baby in den Arm lege. Alle halten den Atem an. Frank, die Polizistinnen, die Kollegen vom RTW. Wir können die Stecknadel fallen hören. Und dann weint Frau Nasir. Herzzerreißend. In dem Fall wohl im wahrsten Sinne des Wortes, wenn ich das EKG anschaue. Sie hält ihr Kind, und ihr Mann und Dunya knien vor ihr. Und alle umarmen Cansu gemeinsam ganz fest. Mir zerreißt es das Herz. Ich muss mich ablenken. »Frank, Heparin und Aspisol.« Herzinfarkt, denke ich. Los, Caro, Algorithmus. Etwas zum Festhalten.

»Hast du im Herzkatheter angerufen?«, frage ich. Ich weiß nicht mal mehr, dass ich das selbst angeordnet hatte. Frank nickt verständnisvoll.

»Ja, ist angemeldet.« Ich glaube, auch Frank ist froh, dass er wieder seinen »ganz normalen« Job machen darf.

»Danke. Dann nehme ich noch eine Diazepam zur Beruhigung.« Er schaut mich fragend an. »Also für Frau Nasir.« Tatsächlich würde ich jetzt gerne auch eine nehmen, denke ich. Wir alle wahrscheinlich.

An dieser Stelle mal eine kurze Unterbrechung. Wie geht es eigentlich uns Helfern bei solchen Einsätzen? Ja, vielleicht scheint das in dem Moment nicht sonderlich relevant, ist es aber doch. Mein Blick fällt auf Mike, den Praktikanten, der immer noch vollkommen paralysiert zwischen Seidenvorhang und Wickeltisch steht. Der könnte nämlich jetzt auch eine Beruhigungstablette gebrauchen. Er steht da schon eine Weile, und keiner kümmert sich um ihn. Wie auch? Hier gibt es ja genug Leute, um die wir uns kümmern müssen. Und die es augenscheinlich natürlich nötiger haben. Aber später, wenn Zeit ist, müssen wir alle über diesen Einsatz reden. Über alles. Die Situation, das tote Kind, die Eltern, die emotionale Überforderung. Und zwar mit Profis, mit Psychologen und Therapeuten, die sich damit auskennen. Das sind Situationen, da benötigen wir Helfer Hilfe. Nach solchen Einsätzen müssen wir dafür sorgen, dass unerfahrene oder junge Kollegen wie dieser Praktikant vorübergehend außer Dienst genommen werden. Er muss die Möglichkeit bekommen, das Erlebte zu verarbeiten, zu reflektieren. Um zu verhindern, dass es seelischen Schmerz hinterlässt, der dann auf Dauer größeren Schaden anrichtet. Da ist es auch die Aufgabe der Erfahrenen, den Unerfahrenen zur Seite zu stehen. Wobei die Erfahrung auch nicht immer etwas damit zu tun hat, ob jemanden eine Situation übermannt oder nicht. Gerade die, die »alles abkönnen« und »niemals aus der Ruhe zu bringen sind«, neigen wir zu übersehen. Weil sie sich selbst und ihre Probleme gerne selbst übersehen. Und das »schon irgendwie wegstecken«. Aber Traumata lassen sich nicht wegstecken. Im Gegenteil.

So viel sei an der Stelle vorweggenommen: Der Praktikant Mike wurde nach dem Einsatz vorübergehend aus dem Dienst genommen. Frank hat sich darum gekümmert. Einsatzmeldung, psychosoziale Unterstützung. Und das ist gut so. »Ich schaff das schon«, hat Mike gesagt. Nee, sage ich, man muss nichts aushalten. Es gibt Dinge, da weiß man erst später, dass man sie besser nicht für sich behalten hätte, hier konnten wir rechtzeitig eingreifen. Ich habe von Frank ein paar Tage später erfahren, dass Mike krankgeschrieben wurde und tatsächlich bereits in der Psychosomatik in Betreuung ist. Ich freue mich für ihn. Ja, tatsächlich, denn so etwas wäre vor ein paar Jahren noch undenkbar gewesen. Fuß gebrochen, klar. Das ist ein Grund, nicht zum Dienst zu kommen, aber seelischer Schmerz? Überforderung? Dinge, die man nicht objektivieren kann? Das war lange kein Grund für eine Krankschreibung. Aber wie soll jemand weiterarbeiten, wenn er Angst hat, Panik, Flashbacks, depressiv wird? Vielleicht kann er dann nie wieder arbeiten.

Dieser kleine Ausflug in die Gefühlswelt der Retter und Retterinnen war mir wichtig, denn es gehört dazu, dass wir auch über uns Notfall-Profis sprechen. Auch das lehren mich diese Einsätze, die an unsere emotionalen Grenzen gehen, immer wieder aufs Neue. Es geht auch um unsere Gesundheit.

Nun müssen wir Frau Nasir ins Krankenhaus bringen. Die Zeit drängt. Behutsam nehme ich ihr das Kind aus dem Arm. Sie lässt es geschehen. Ohne Gegenwehr können die Kollegen sie in den RTW bringen. Unter Tränen und den immer wiederkehrenden Worten »mein Kind, mein Kind«. Ich konzentriere mich auf Blutdruck und Sauerstoffsättigung, aber ich kann nicht umhin zu realisieren, wie es uns alle anfasst. Gibt es Worte, die man einer Mutter in so einer Situation sagen kann?

Die Fahrt dauert fünf Minuten. Wir sind da. Die Jungs steigen aus und begeben sich hinter das Auto, um die Tür zu öffnen. Ich bin für einen kurzen Moment mit Frau Nasir allein.

Sie nimmt meine Hand. »Warum hat er nicht mich genommen? Warum mein Kind? Ich würde mein Leben geben. Ich würde alles geben. So hat alles keinen Sinn mehr.« Tränen laufen ihr über die Wangen, das neongrelle Licht im RTW verleiht ihr eine zusätzliche Blässe, und ich muss sagen, der Anblick ist auch für mich schwer zu ertragen.

»Gar nichts wird ›er‹. Wir sorgen jetzt dafür, dass ›er‹ Sie nicht auch noch holt. Nicht so lange ich hier stehe!«, rutscht es mir ziemlich bestimmend raus. »Jetzt kümmern wir uns um Sie! Und nur Sie. Sie haben einen Herzinfarkt.

Sie sind jetzt wichtig. Sie haben eine Tochter, Dunya, die braucht Sie. Und Ihrem Mann habe ich versprochen, Sie heil zurückzubringen. Und das werde ich!«

Frau Nasir nickt schwach. »Ja, wahrscheinlich haben Sie recht.« Die Tür springt auf, und die Kollegen beginnen mit dem Ausladen. Ist auch gut so. Wir müssen aus der Situation raus.

Frank ist mittlerweile auch eingetroffen.

»Ihr Mann kommt nach. So schnell er kann.«

Und da lächelt Frau Nasir. Für einen kurzen Moment.

In der Herzkatheteruntersuchung bestätigt sich der Herzinfarkt nicht. Aber etwas anderes. Das *Broken Heart Syndrom*. Ja, das heißt wirklich so. Frau Nasir ist sprichwörtlich das Herz gebrochen. Die Symptome ähneln dem eines Herzinfarkts, und vor allem fühlt es sich genauso an: Der Blutdruck sinkt, das Herz rast, die Menschen haben Luftnot, ihnen bricht der Schweiß aus, sie können unter Übelkeit und Erbrechen leiden und haben heftige Schmerzen und ein Engegefühl in der Brust, und es kann im EKG tatsächlich genau so aussehen wie ein Herzinfarkt.

Ein bis zwei Prozent aller Patienten und Patientinnen, die einen Verdacht auf Herzinfarkt haben, leiden tatsächlich an einem *Broken Heart Syndrom*. Ja, Kummer kann unser Herz wirklich krank machen. Der Tod eines geliebten Menschen oder eine Trennung kann Herzschmerzen verursachen, Liebeskummer oder tiefe Trauer – das kennt wahrscheinlich jeder von uns.

Das »gebrochene Herz« als Diagnose gibt es noch nicht lange, die Krankheit wurde erst 1990 von japanischen Ärzten beschrieben. Als sogenanntes *Takotsubo*-Syndrom, so nennt man eine traditionelle, japanische Tintenfischfalle in Form eines ausgebuchteten Tonkruges mit verengtem Hals. Denn diese Ausbuchtung oder Ausbeulung spielt in der Differentialdiagnostik eine entscheidende Rolle. Wird jemand mit den oben genannten Symptomen in die Notaufnahme eingeliefert, muss man sich mit Hilfe der Echokardiographie die Herzwerte anschauen, um klare Erkenntnisse zu bekommen. Bei einem Herzinfarkt sind die Herzkranzgefäße verstopft, die den Blutfluss sichern. Daher rühren auch die Schmerzen in Armen und Brust. Hier kann man durch einen Eingriff, das Setzen eines oder mehrerer Stents, die Durchblutung wieder in Gang bringen.

Bei einem *Broken Heart Syndrom* sieht das anders aus: Hier führt die akute vermehrte Ausschüttung von Stresshormonen zu einem erhöhten Blutdruck, was wiederum dazu führt, dass es zur Ausbeulung (die Tintenfischfalle!) an der Herzspitze oder linken Herzkammer kommt, was Schmerzen bereitet. In der Regel bildet sich die »Beule« nach ein paar Tagen wieder zurück. Ein Stenteingriff kann hier nichts bewirken. Denn tatsächlich finden sich in der Herzkatheter-Untersuchung oft unauffällige Herzkranzgefäße. Was dann eher für ein *Takotsubo*-Syndrom spricht.

Stress, Angst und Trauer können also Symptome wie Herzstolpern, Herzrasen und einen hohen Blutdruck auslösen. Oder wie in dem Fall einen niedrigen Blutdruck. Sprichwörtlich schockbedingt. Das muss natürlich sofort medizinisch abgeklärt werden, denn von außen, nur anhand der Symptome, können wir ein *Broken Heart Syndrom* nicht von einem Herzinfarkt unterscheiden.

Fakt aber ist: Das Herz bricht nicht entzwei, es kann

aber vor Kummer ernsthaft erkranken. Und diese Geschichte zeigt einmal mehr, welchen Einfluss unsere Gefühle auf unser Herz und somit auf unsere Gesundheit haben. Dass langanhaltender Stress, Kummer und Trauer großen Schaden anrichten können.

Das Herz von Frau Nasir kann also wieder heilen. Der Schmerz über den Verlust der kleinen Cansu sicher nicht. Und weil mir das Schicksal dieser Familie so nahe geht, möchte ich Frau Nasir besuchen. Der Vorfall ist nun zwei Tage her, und ich bin wieder in der Klinik im Dienst. Frau Nasir wurde von der *Intermediate Care* auf die Normalstation verlegt. Auf einer IMC werden Patientinnen und Patienten versorgt, die zwar intensiv pflegerisch betreut werden müssen, aber keine intensivmedizinische Behandlung brauchen. Die IMC ist also eine Stufe zwischen Intensivstation und Normalstation.

Mein Chef erzählt mir, dass alles gut ausgehen werde. Die Herzleistung hätte sich weitestgehend normalisiert, und sie haben sich um einen Psychologen bemüht. Er sei schon einmal bei ihr gewesen.

Als ich das Zimmer betrete, freue ich mich, auch Dunya und Herrn Nasir zu sehen. Dunya hüpft am Bettende und winkt.

»Hey, hey, langsam.« Frau Nasir streichelt ihrer Tochter über die Haare. Ihr Mann sitzt neben dem Bett. Die beiden halten sich an den Händen. Sie haben rote Augen, ich denke, sie haben gerade geweint.

»Es tut mir leid, ich wollte nicht stören, ich bin die Ärztin, die … ich wollte nur …«

»Kommen Sie rein, wir wissen, wer Sie sind.« Herr

Nasir zeigt mit einer Geste auf den Stuhl neben sich. »Kommen Sie, setzen Sie sich zu uns.«

Etwas eingeschüchtert entscheide ich mich, seiner Aufforderung zu folgen. »Wie geht es Ihnen?«, frage ich in die Runde. Herr Nasir guckt mich an. »Ich bin traurig und glücklich zugleich. Ich hatte so Sorge, dass meiner Frau etwas zustößt, und die Freude, dass es ihr gut geht, hat für einen kurzen Moment die Trauer über Cansus Tod weggeschoben. So wie die Sonne, wenn sie durch die Wolken kommt.« Ich lächle. Ein schönes Bild.

»Cansu heißt Lebenselixier. Mir wurde mein Lebenselixier genommen«, und während Frau Nasir das ausspricht, fangen die Tränen an zu laufen. Nicht nur bei ihr. Meine Augen werden glasig, und ich merke, wie ich gerade keine Stimme finde. Oder Worte?

»Wissen Sie noch, was Sie im RTW zu mir gesagt haben?«, frage ich sie.

»Ja, dass ich nicht verstehe, warum sie und nicht ich gestorben bin. Das war mein Gedanke. Und ich kann den Schmerz nicht ertragen und frage mich immer wieder, warum sie gehen musste. Eine Antwort werde ich wohl nie bekommen.«

Aber dann wendet sie sich zu Dunya und ihrem Mann, und plötzlich sehe ich die Sonne zwischen den Wolken für einen kurzen Moment aufblitzen. »Ich weiß, warum er mich nicht genommen hat, ich habe noch eine Aufgabe.« Sie drückt Dunya an sich. Die wiederum strahlt auch wie die Sonne.

»Ich bin hier für sie. Und wissen Sie, was Dunya heißt?

»Nein«, antworte ich. »Dunya heißt ›die Welt‹. Also meine Welt. Unsere Welt. Unser Ein und Alles.« Eine Träne läuft ihr über die Wange, und ich sehe, wie ihr Mann ebenfalls wieder glasige Augen bekommt.

Ich bin tief beeindruckt von der Kraft dieser Menschen. Von ihrer Liebe, Hoffnung und Zuversicht. Mir hat es einmal mehr gezeigt, was Menschen schaffen können. Was sie aushalten und bewältigen können. Gibt es einen härteren Schicksalsschlag als den, sein Baby zu verlieren? Und am gleichen Tag mit Verdacht auf Herzinfarkt in die Klinik eingeliefert zu werden? Und doch muss man daran nicht zerbrechen. Wir können oft mehr, als wir denken. Mit der Kraft der Liebe, dank Hoffnung und Zuversicht.

Die Welt, denke ich. Und ich denke an die Sonne, die durch die Wolken scheint. Ich lächle. Ja, so ist es. Und so soll es sein.

Stress lass nach ...

Trauer und Kummer können unser Herz tatsächlich krank machen.

Meist sprechen wir von seelischem Kummer, wenn es um die Liebe geht. Wenn wir einen geliebten Menschen verlieren, durch Tod oder Trennung.

Unser Herz ist ein Fühlorgan, und wenn es bei einem *Broken Heart Syndrom* schmerzt, geht es um Gefühle – und das kann nicht nur im Zusammenhang mit Liebe passieren.

Wir alle brauchen die guten und schönen Gefühle, die in uns ausgelöst werden, wenn wir Zuneigung, Anerkennung, Freude, Glück, Wertschätzung und Achtung erfahren. All das ist wichtig für unser Wohlbefinden. Wenn sie überlagert werden von Frust, Trauer, Trübsinn, Ängsten und Stress, dann bekommt es unser sensibles Fühlorgan sofort zu spüren.

Daher können Herzstolpern, Herzschmerzen und Herzrasen häufig psychischer Natur sein. Und der Auslöser ist Stress. Kummer und Trauer sind nämlich nichts anderes als Stress für unseren Organismus. Der Tod der kleinen Cansu hat bei Frau Nasir einen Schock ausgelöst, und jede Menge Stresshormone haben ihren Körper durchflutet, was letztlich zu den herzinfarktähnlichen Symptomen geführt hat. Schock ist Stress, das kennen wir, wenn wir uns furchtbar erschrecken oder eine schlimme Nachricht bekommen. Es muss aber nicht immer die ganz große Katastrophe oder der schlimme Schicksalsschlag sein. Stress kann auch »harmloser« daherkommen. Ist aber für unser Herz nicht weniger gefährlich.

Bei Stress denken wahrscheinlich die meisten von uns nicht unbedingt an dramatische Trennungen oder schlimme Todesfälle in der Familie, sondern vielmehr an die alltäglichen Stressfaktoren: Arbeit, Haushalt, Kindererziehung. Der morgendliche Weg mit dem Auto durch den Berufsverkehr. Zeitnot, Ärger mit dem Chef, der ständige Zoff mit der Kollegin. Existenzängste, Sorgen, Nöte. Auch hier kann bei dauerhafter Stressbelastung unser Herz Schaden nehmen.

Fühlen wir uns gestresst, werden Stresshormone ausgeschüttet, das ist erst mal okay, weil sie quasi zu unserer hormonellen Grundausstattung gehören. Adrenalin und Cortisol helfen uns, Situationen zu meistern, wir werden in Alarmbereitschaft versetzt, sind aufmerksamer und leistungsfähiger. Aber Stresshormone sollten auch wieder abgebaut werden, passiert das nicht, führt das zu einem hohen Blutdruck. Warum? Weil der erhöhte Ausstoß des Stresshormons Cortisol im Blut zur Schädigung von Blutgefäßen führen und es so zur Verstopfung der Herzkranzgefäße kommen kann. Für den Abbau können wir aber selber sorgen: am besten mit Sport und Bewegung, natürlich auch mittels Entspannung (ausreichend Schlaf!), frischer Luft oder einem duftenden Schaumbad.

Nun werden wahrscheinlich einige sagen: toller Tipp, danke schön! Stress kann man nicht vermeiden, wie soll das gehen?! Ja, das stimmt, wir alle haben mehr oder weniger Stress, man kann nicht vollkommen stressfrei und tiefenentspannt durchs Leben gehen. Schön wär's. Aber wir können ihn reduzieren. Dazu gehört vor allem zuerst mal die Ursachenforschung: Was stresst mich? Mich ganz persönlich.

Stress ist ein großer diffuser Begriff, die meisten Menschen können gar nicht differenziert sagen, was genau sie stresst. Aber da liegt des Rätsels Lösung. Wir müssen die konkreten Situationen analysieren, die uns belasten. Ist es der morgendliche Berufsverkehr, der Job, der Kollege? Welche Gefühle habe ich in welchen Momenten, und warum ist das so? Gibt es ungelöste Konflikte, die ich mit mir rumschleppe, die mir den Schlaf rauben und dazu führen, dass ich nachts mit Herzklopfen aufwache? Habe ich Ängste? Wenn ja, wovor? Was belastet mich?

Übrigens finden die meisten Bluthochdruckkrisen bei Patientinnen und Patienten nachts zwischen zwei und drei Uhr statt, das kann ich aus eigener Erfahrung aus der Notaufnahme berichten. Das ist der nächtliche Teufelskreis: Vor lauter negativen Gedanken, Sorgen und Grübeleien können wir zunächst nicht einschlafen, und nachts wachen wir dann mit Herzklopfen auf. Das macht uns Angst und noch mehr Adrenalin wird ausgeschüttet, was unser Herz noch höher schlagen lässt. Eine Dauerangstschleife. Aus diesem gefährlichen Karussell muss man aussteigen!

Wir können Stress reduzieren und somit Herzerkrankungen vorbeugen: indem wir uns aus vermeintlich aussichtslosen Situationen befreien, unsere Probleme identifizieren und nach Lösungen suchen. Wir müssen uns über unsere Gefühle klarwerden, wo sind die Ursachen für Stress, Frust, Ärger, Traurigkeit oder Wut? Erst dann können wir unser Verhalten ändern und damit auch die Stresssituationen verringern. Und da freut sich auch unser Herz!

Außerdem sollten wir unsere ganz eigenen Bedürfnisse erkennen und befriedigen. Was macht uns Freude, was tut uns gut? Wir müssen dem Stress, den wir natürlich nicht ganz aus unserem Leben eliminieren können, etwas Schönes entgegensetzen. Ruhe, Entspannung, Erholung, Freude, Dinge, die uns Spaß machen. Und wenn ihr gerade so gar nichts zu lachen habt, dann tut es einfach trotzdem. Mindestens eine Minute lang. Es ist nämlich wissenschaftlich erwiesen, dass wir unser Gehirn austricksen können. Wenn wir nur alleine die Mundwinkel hochziehen, werden Muskeln aktiviert und unser Hirn denkt: Ah, lustig, mein Mensch hat Spaß! Und was macht es? Es schüttet Glückshormone aus. Endorphine werden auf Bestellung geliefert. Und gleichzeitig Stresshormone abgebaut beziehungsweise eine Ausschüttung unterdrückt. Genial, oder?

Wir sollten also einfach mehr auf unser Herz hören. Denn wenn es ihm gut geht, geht es uns auch gut. Und am

Ende des Tages bleibt immer nur die eine Frage, auf die die Antwort nicht immer ganz einfach ist: Bin ich glücklich? Bin ich es wirklich? Nein? Dann ist JETZT genau der Moment, das zu ändern.

#KEINEHALBENSACHEN

LEBE JETZT

Ich trete hinaus auf den neonhell erleuchteten Flur. Mit gesenktem Kopf schließe ich die Tür zum Schockraum hinter mir. *Game over.* Ohne einen Neustart. Beim Videospiel haben wir vielleicht mehrere Leben. Hier in der Realität nicht. Auf der Bank im Wartezimmer sitzen die Angehörigen. Sie warten, hoffen, bangen, weinen. Zu spät. *Game over.* Ich habe ihn verloren. Ihn, den Herzinfarkt. Sie haben ihn verloren. Der Herzinfarkt, der aber auch ein Ehemann, Vater, Arbeitskollege und Freund ist. Und nun starren mich sorgenvolle Augenpaare an. Noch haben sie Hoffnung. Ich nicht mehr. Das sieht man mir offenbar an …

»Wir wollten noch so viel unternehmen …«, sagt seine Frau. »Reisen, einen Segelschein machen. Wir wollten doch noch …« Und dann bricht sie in Tränen aus.

Ein ähnliches Szenario nur an einem anderen Tag, bei einer anderen Patientin:

»Ich habe keine guten Nachrichten für Sie, Frau Franke.«

Sie nickt langsam und blickt zu Boden. »Hätte ich mal früher etwas unternommen«, erwidert sie leise.

Und wieder an einem anderen Tag höre ich Menschen

auf dem Flur rennen und erblicke sie, als ich den Kopf aus dem Untersuchungsraum stecke. »Sind wir zu spät?«

Es sind junge Erwachsene, die keuchend fast in mich hineinlaufen und mich mit großen Augen anschauen.

»Ja, es tut mir leid.«

»Aber gestern war er doch noch …«

Ich zucke mit den Schultern und senke meinen Blick. Und die junge Frau, die Tochter des Verstorbenen, antwortet ihrem Bruder, während ihr eine Träne über das Gesicht läuft: »Ja, gestern … Aber offenbar geht es manchmal schneller als erwartet.«

»Hätte ich mal …«

»Wir wollten noch …«

»Es geht oft schneller als erwartet …«

Ich kann nicht sagen, wie oft ich diese Sätze während meiner notärztlichen Tätigkeit schon gehört habe.

Wenn du schlechte Nachrichten überbringst, eine Diagnose, die Leben verändern wird, oder den Tod eines Menschen feststellst und ihn den Angehörigen übermitteln musst.

Selten gab es Momente, an denen es hieß: Er oder sie wollte gehen und hat alles erlebt, was auf der Wunschliste des Lebens stand. Alle Punkte auf der *bucket list* sind abgehakt.

Aber es gab diese Momente durchaus, und ich wünschte mir, dass wir sie häufiger erleben. Dass die Menschen sagen würden: Es ist gut. Ich kann gehen. Und auch, dass wir unsere Liebsten gehen lassen können. Weil wir wissen, dass sie ihr Leben erfüllt gelebt haben.

Als ich mit meiner Tochter über den Friedhof zum Grab meiner Oma spaziere, bemerke ich, wie ich die Sprüche auf den Grabsteinen studiere.

Theo Schmitt, 26.4.1965, in Liebe und Dankbarkeit.

Oder einfach nur ein Name.

Ein kurzer Satz: »Du fehlst.«

»Im Herzen bin ich immer bei dir.«

Nirgendwo aber steht: »Ich wollte noch so viel erleben!«, »Hätte ich mal …«

Ich bin mir sicher, wenn der Verstorbene selbst den Grabstein beauftragt hätte, würden die Sprüche anders lauten. Und dann frage ich mich, wieso wir uns eigentlich im Vorfeld darüber keine Gedanken machen. Nicht erst im Angesicht des Todes, sondern schon viel eher. Und zwar nicht nur über den Grabstein, sondern tatsächlich über unser Lebensmotto. Unsere Lebensphilosophie. Und es nicht unseren Angehörigen überlassen. Wir selbst sollten diese Entscheidung treffen. Denn dieser Satz, der dann dort für alle sicht- und lesbar steht, bleibt für die Ewigkeit.

Wenn man so wie ich beruflich immer vor Augen geführt bekommt, wie kurz das Leben ist und vor allem, wie schnell es vorbei sein kann, mögen so manche meiner Aussagen über Leben und Tod in anderen Ohren vielleicht etwas abgeklärt klingen. Aber nichts ist härter als die Realität.

Ich möchte nicht zurückblicken und sagen, was ich alles verpasst habe.

All in. Keine halben Sachen. Und das zu Lebzeiten. Denn nur wenn wir im Hier und Jetzt Erfüllung finden, können wir am Ende des Lebens in Frieden gehen. Dazu muss ich mir immer mal wieder ein paar Fragen stellen:

Habe ich all die Dinge getan, die ich wollte?

Was sind meine Wünsche und Träume?

Bin ich glücklich?

Kann ich etwas verändern?

Bin ich mir eigentlich wichtig? Oder mache ich es ständig anderen recht, oder suche ich vielleicht immer nach Ausreden?

Interessanterweise sind wir unheimlich gut darin, Ausreden zu suchen, zu finden und sie uns gegebenenfalls so lange einzureden, bis wir sie selbst glauben. Wir sind die Meister im Selbstbescheißen. (Profis nennen das eleganter Verdrängungsmechanismen.)

Wie der Patient mit dem Herzinfarkt, den ich am Raucherhäuschen antreffe, und der mir erklärt, dass er und sein Lebensstil aus Rauchen, Übergewicht und Dauerstress an seinem Herzinfarkt auf keinen Fall schuld seien, sondern sein Nachbar, der ihn immer so aufrege. Und das ist nur ein Beispiel.

Wir sollten uns regelmäßig reflektieren, also die Fragen, die wir uns stellen, auch ehrlich beantworten, und um unsere Fähigkeiten wissen, aber auch um unsere Schwächen. Und erkennen, was wir vielleicht nicht so gut können.

Ich zum Beispiel kann sehr gut schnelle Entscheidungen treffen. Aber gerade als junge Assistenzärztin stand ich oft da und habe mich umgeblickt, auf der verzweifelten Suche nach dem Entscheider oder der Entscheiderin. Da war aber niemand! Und dann haben sich alle umgedreht und auch gesucht. Ebenfalls vergeblich. Mit dem Ergebnis: Irgendwann waren alle Augen auf mich gerichtet. Ich habe das gelernt auszuhalten, mich daran gewöhnt und bin gewachsen. Weil ich es musste als Ärztin, weil es zu meinen Aufgaben gehört. Aber jetzt stell dir vor, alle gucken dich an! Du musst entscheiden.

Und dann geht es nicht um Geld und Pokerchips oder welches Shampoo du kaufst? Sondern um ein Leben, dein Leben vielleicht?

Unsere Handlungen und unser Verhalten sind Entscheidungen, die wir treffen, und die haben Konsequenzen. Und wir sind für beides verantwortlich: für die Entscheidung und für die Konsequenz. Denn so schwer es einigen Menschen fallen mag, Entscheidungen zu treffen, so leichtfertig tun das andere. Ohne die Konsequenzen zu überdenken. Auch das gibt es.

Doch wenn wir mal ganz ehrlich sind, fällt uns dieses Entscheiden nicht immer leicht. Wir stehen uns vielleicht sogar selbst im Weg. Und das ist tatsächlich auch normal und ein erlernter Prozess. Kinder sind oft nicht gut darin, Entscheidungen zu treffen, weil sie aufgrund der ganzen Eindrücke irgendwie alles haben wollen. Das Bonbon und die Schokolade. Hier regiert noch der Trieb, der Impuls. Im Laufe des Lebens lernen wir dann zu differenzieren und zu priorisieren. Wir entscheiden dann oft nicht mehr aus dem Bauch heraus, sondern wägen ab. Sind verkopft. vernunftgesteuert. Auch das ist sicher eine wichtige Fähigkeit. Aber nicht immer. Ich habe gelernt, mich auch auf mein Gefühl zu verlassen. Auf den Bauch, der hat immer recht. Wenn es zwickt und kneift und der sogenannte Bauch sich meldet, sollte man zweimal hinschauen und genau überlegen, warum das so ist. Und ist es dann wirklich der Bauch? Nein, es ist das Herz, das sich meldet. Das Gefühl. Es will uns nämlich etwas mitteilen.

Und dann frage ich mich, was mich glücklich macht.

Was ich noch tun möchte. Was auf meinem Grabstein stehen soll.

Ich halte es da wohl eher mit Édith Piaf: »*Je ne regrette rien*« oder der Band Juli: »*Geile Zeit*«.

Ich möchte lachen, in der Sonne sitzen, lieben, reisen, Händchen halten. Meine Kinder küssen, unvergessliche Momente erleben. Ausreiten, im Meer baden. Fallschirmspringen. Ich habe für mich festgestellt, dass es nicht immer etwas Großes sein muss, sondern einfach Zeit zu verbringen mit den Menschen, die ich gernhabe. Das ist tatsächlich auch das, was mir (fast) alle Menschen, die ich am Sterbebett begleiten durfte, gesagt haben: Ich hätte gerne mehr Zeit verbracht mit den Menschen, die mir viel bedeuten.

Und genau deshalb nutze ich meine Zeit jetzt und habe auch aufgehört, mit Dingen, die ich nicht ändern kann, zu hadern.

Das hat auch zu vielen Wendungen in meinem Leben geführt. Ich habe den Frieden gemacht mit meinem Vater, der vor 20 Jahren gegangen ist und mir es nie wirklich erklärt hat. Mit meiner Mutter, bei der ich das Gefühl habe, dass sie nie gelernt hat, wie es sein kann, von Herzen zu lieben und geliebt zu werden. Diese persönlichen Schicksale, die uns zu den Menschen machen, die wir sind, sind aber die Päckchen jedes Einzelnen, die er oder sie tragen muss – nicht meine. Deshalb weiß ich, dass ich es anders mache.

Ehrlich sein. Zu sich. Und damit auch zu anderen.

Und am Ende war es genau diese Ehrlichkeit, die dazu geführt hat, dass mein Mann und ich uns und unsere Ehe reflektiert haben. Einen Neustart wagten und dann feststellten, dass wir so ehrlich mit uns sein mussten, einzugestehen, dass wir als Paar bessser getrennte Wege gehen. Es war schmerzhaft. Es brach mir das Herz. Aber wir haben uns getrennt. Ich wusste nicht, wie ich ohne den bis dato wichtigsten Mensch in meinem Leben, der mir die zwei wertvollsten kleinen Menschen geschenkt hat, weiterleben sollte. Aber schlussendlich hatten wir beide die Erkenntnis, dass wir gemeinsam einsam waren. Nicht glücklich. Und es erforderte Mut, dann diesen Schritt zu gehen.

Interessanterweise reagierten die meisten Freunde und Bekannten in unserem Umfeld mit: »Ihr trennt euch? Das tut uns leid.« Aber wieso eigentlich, fragte ich mich. Was muss einem daran leidtun? Nichts, wenn zwei Menschen aus freien Stücken entscheiden, dass sie kein Paar mehr sind und sich dann eben als Eltern gut verstehen. Gegenfrage: Wieso sollten wir zusammenbleiben, wenn wir doch feststellen, dass es so besser ist?

Das Leben ist kurz. Zu kurz für Kompromisse. Wenn du lieben willst, liebe! Und wenn du nicht mehr glücklich bist, ändere was! Geh *All in* mit allem, was du hast. Geh keine Kompromisse ein. Suche Lösungen. Und manchmal kann auch eine Trennung eine Lösung sein.

Ich glaube, dass eine Trennung von vielen Dingen im Leben, seien es vielleicht Personen, Immobilien, die Arbeitsstelle oder einfach Ballast, der an uns haftet, oft eine Befreiung bedeutet. Wir es aber oft nicht tun. Aus unterschiedlichen Gründen. Führend sicherlich Bequemlichkeit, Angst vor dem Ungewissen. Vielleicht sind es aber auch die Umstände, wie Abhängigkeit, fehlende Perspektive oder einfach nur der Trott der Gewohnheit. Natürlich erfordert jeder Neuanfang Mut, Kraft und Willen.

Aber er ist möglich. Allerdings nicht, wenn du weiterhin auf die Fee mit dem Zauberstab wartest, sondern erkennst, dass du die einzige Person bist, die mit dem Zaubern beginnen kann. Und du? Bist du glücklich?

Wenn wir uns mit unserer Situation, in der wir nicht glücklich sind, nur »arrangieren« statt sie anzupacken, sind wir unglücklich. Der eine mehr, der andere weniger, aber richtig zufrieden werden wir nicht sein. Wir werden unleidig. Und eben genau das sind unsere eigenen Befindlichkeiten, die es uns so schwermachen und das Zusammenleben dann kompliziert. Sind wir unglücklich, verletzt und enttäuscht, fühlen wir uns in den Hintergrund gedrängt, sind vielleicht neidisch und reagieren aus falschem Antrieb. Aus Wut, Trauer oder Verzweiflung, nicht aus dem Herzen heraus. Es ist sicher eine der schwierigsten Aufgaben des Lebens, über den eigenen Schatten zu springen und das Ego nicht zu füttern, sondern ihm Einhalt zu gebieten. Und endlich ehrlich zu uns selbst zu sein. Unsere Entscheidungen sollten fair und klar, aber aus Liebe sein. Vor allem zu uns selbst.

Es ist ein bisschen so wie in der Notfallmedizin. Wenn du nicht selbst entscheidest, wird über dich entschieden. Suche keine Kompromisse, suche Lösungen. Kommuniziere laut und deutlich deine Ziele.

Ich habe gelernt, dass ich auf mein Herz hören muss. Das klingt so einfach. Leider haben wir das an vielen Stellen einfach verlernt. Weil wir das Herz nicht spüren? Weil wir manchmal nicht zuhören wollen, was es uns sagt? Ich glaube, wir wissen in unserem Unterbewusstsein mehr, als wir uns eingestehen. Wir verdrängen bloß oft das, was uns unsere innere Stimme, unser Herz uns sagt, weil es uns vielleicht einfach gerade nicht in den Kram passt. Oder uns Angst macht. Angst vor den Konsequenzen, vor Veränderungen. Vielleicht auch Angst vor der Erkenntnis, was alles falsch läuft. Wo wir uns selbst belügen und dass wir es tun.

Sicher auch durch die vielen emotionalen Erfahrungen aus Notaufnahme und Rettungsdienst habe ich gelernt zu akzeptieren, dass das Leben manchmal einen anderen Plan hat, dass sich Pläne ändern können. Ich lebe bewusster, nehme auch Menschen bewusster wahr und frage mich oft, aus welchem bestimmten Grund sie in mein Leben und in mein Herz getreten sind.

»Wer weiß, wofür es gut ist«, wie oft hören wir das, leben aber nicht danach.

Es klappt nicht immer, aber wenn Dinge passieren, die im ersten Augenblick keinen Sinn ergeben, lehne ich mich mittlerweile zurück und warte ab. Unter Umständen auch mal länger, als mir lieb ist. Und am Ende des Tages hat dann alles einen Sinn ergeben. Es fügt sich zusammen, wie ein Puzzleteil ins große Ganze.

Die Notaufnahme hat meinen Blick auf das Leben verändert, sie tut es immer wieder aufs Neue. Jeder Patient, der mir seine Wünsche und Träume erzählt hat, hat etwas bei mir hinterlassen und mich nachdenklich gemacht. Ihr kennt sie nicht nur aus diesem Buch, sondern teilweise aus »Eine für Alle«: Patienten wie Frau Berger, die mir erzählt hat, dass sie bereit sei zu gehen. Frau Sommer, die sich in ihren letzten Minuten Gedanken darum gemacht hat, ob ihr Mann im Gefrierfach etwas zu essen findet. Steffi, die zu Hause bei ihrer Familie sterben wollte.

Oder etwa Familie Nasir, die ihre kleine Cansu verloren, sich dafür aber wiedergefunden hat. Auch all diese Menschen und ihre Geschichten haben mich nicht nur inspiriert, sondern zu dem Menschen werden lassen, der ich heute bin. Ich durfte sie kennenlernen. Ich sehe sie als Menschen, die mir geschickt worden sind, damit sie mir auf die ein oder andere Weise vermitteln, was wichtig ist im Leben, solange man es noch hat. Ja, so lange man es noch hat. Und wie lange, das weiß tatsächlich niemand. Ja, gleich schon kann es vorbei sein. Also warte nicht. Ruf einen Menschen an, der dir am Herzen liegt und sag es ihm. Lache laut und freue dich. Umarme dein Kind etwas länger heute Abend.

Und während ich hier sitze und über meine Entscheidungen philosophiere, über das Leben und wie kurz es sein kann, über Prioritäten und das, was wirklich wichtig ist, weiß ich nun endlich auch, was auf meinem Grabstein stehen soll. Und es fühlt sich gut und richtig an. Ich liebe das Leben, aber wenn der Tag da ist, habe ich keine Angst. Ich fürchte den Tod nicht, ich habe nur Sorge, dass er kommt und ich noch nicht alles erlebt habe, was ich erleben wollte. Worauf also warten! Gehen wir *All in.*

Carola Holzner
Keine halben Sachen.
Hey, Leben! Ich danke dir!

DANKSAGUNG

Dieses Buch ist so authentisch wie persönlich, nicht nur, weil alles von Herzen kommt und mich jede Geschichte und deren Hauptdarsteller inspiriert haben, sondern, weil dieses Mal tatsächlich viele Kollegen, Protagonisten und Freunde mit echten Namen vorkommen. Es ist für mich nicht nur eine Ehre, sondern etwas ganz Besonderes, weil es zeigt, wie gern ich diese Menschen habe. Ich bedanke mich daher an dieser Stelle bei jedem Einzelnen. Aber nicht nur dafür, dass ich euch in diesem Buch verewigen durfte, sondern vor allem dafür, dass ihr mit Freude mitgemacht habt, als ich euch fragte, ob ich euch und eure Geschichten zu Papier bringen darf! Ich kann mich gar nicht glücklich genug schätzen, dass mir euch der Himmel geschickt hat. Und das ist tatsächlich in diesem Falle auch wörtlich gemeint. Dank der Luftrettung sind Menschen in mein Leben gekommen, die es direkt mitten in mein Herz geschafft haben.

Ganz besonders einer. Du zeigst mir, was Liebe ist, und dass sie das ist, was zählt. Liebe heißt: einfach da zu sein, nichts an dem anderen verändern zu wollen und einfach links herum mitten ins Herz zu fliegen.

Liebe geht raus an meine Freundinnen Kerstin, Bianca, Nina und Anita, die mich nun schon ein Leben lang begleiten und immer wieder daran erinnern, dass ich liebenswert bin, weil ich bin, wie ich bin, und nicht für das, was ich tue. Danke für euer großes Herz, das immer so voller Liebe ist.

Liebe Annette, du ermutigst mich, *All in* zu gehen und mein Herz zu spüren. Ich kann dir nicht genug danken.

Und was in der Notfallmedizin gilt, gilt auch für das Verlagswesen. *Never change a winning team.* Danke an meinen Verlag und alle Mitwirkenden, insbesondere Martina, Verena und Mirjam sowie Siv Bublitz, die alle an mich glauben, mich genauso nehmen, mich nicht verbiegen wollen und mich aus vollem Herzen unterstützen und genauso für meine Bücher brennen wie ich selbst. Das ist nicht selbstverständlich – deshalb umso wertvoller.

Und wenn es eine Person gibt, die ich an dieser Stelle innig umarme und an mein Herz drücke, ist es Sabine Jürgens! Danke dir, liebe Sabine, die mittlerweile viel mehr Freundin als Lektorin und Autorin geworden ist. Ohne die ich »Eine für Alle« und »Keine halben Sachen« nicht nur nicht hätte verwirklichen können, sondern auch nicht hätte schreiben wollen. Ich bin unendlich dankbar für dich, dass du als Mensch mein Leben bereicherst, mich verstehst, mit mir weinst, lachst und dich von Herzen freuen kannst! *Teamwork makes the dreamwork.* Das zählt nicht nur in der Notfallmedizin, sondern auch beim Bücher schreiben! Wir machen eben keine halben Sachen.

Und natürlich DANKE an alle Leserinnen und Leser, die ich mitnehmen durfte auf meine Reise. Ich wünsche mir, dass ihr genauso dankbar für die Menschen und ihre Geschichten aus diesem Buch seid, wie ich es bin.

Von Herzen: DANKE! DANKE! DANKE!

QUELLENNACHWEIS

Ich werde nicht bleiben

Bertelsmann Stiftung, Alleinerziehende weiter unter Druck; unter der Leitung von Prof. Dr. Anne Lenze.
https://www.bertelsmann-stiftung.de/de/publikationen/publikation/did/alleinerziehende-weiter-unter-druck, 15. 07. 2021

Statista: Anzahl der Alleinerziehenden in Deutschland nach Geschlecht von 2000 bis 2020
https://de.statista.com/statistik/daten/studie/318160/umfrage/alleinerziehende-in-deutschland-nach geschlecht/

Wir können ihn ja schlecht an der Raststätte aussetzen

Deutsche Alzheimer Gesellschaft e. V., Selbsthilfe Demenz, Die Häufigkeit von Demenzerkrankungen
https://www.deutsche-alzheimer.de/fileadmin/Alz/pdf/factsheets/infoblatt1_haeufigkeit_demenzerkrankun gen_dalzg.pdf

Statistisches Bundesamt, Bevölkerung, Mehr Pflege bedürftige https://www.destatis.de/DE/Themen/Querschnitt/Demografischer-Wandel/Hintergruende-Auswirkungen/demografie-pflege.html

Delir: Psychiatrie, Wolfgang Frank, 15. Auflage, (Urban & Fischer)

Mathilda

»Dr. Google«: Online nach Krankheitssymptomen zu suchen, wirkt sich negativ auf die Psyche aus
https://portal.uni-koeln.de/universitaet/aktuell/presseinformationen/detail/dr-google-online-nach-krankheits-symptomen-zu-suchen-wirkt-sich-negativ-auf-psyche-aus
Studie ist erschienen in: Zeitschrift für Psychologie, Ausgabe 02/2020
Bundesministerium für Gesundheit, Behandlungsfehler
https://www.bundesgesundheitsministerium.de/themen/praevention/patientenrechte/behandlungsfehler.html)
Bundesärztekammer, Behandlungsfehler – Statistik
https://www.bundesaerztekammer.de/patienten/gutachterkommissionen-schlichtungsstellen/behandlungsfehler-statistik/

Du entscheidest

corona-in-zahlen.de

Das ist ja gerade der Kick

https://www.aerzteblatt.de/nachrichten/129454/Zahl-der-HIV-Neuinfektionen-in-Deutschland-gesunken
Pharmazeutische Zeitung: HIV-Präexpositionsprophylaxe: Ab 1. September auf Kassenrezept
https://www.pharmazeutische-zeitung.de/ab-1-september-auf-kassenrezept/
Onmeda: HIV-Postexpositionsprophylaxe (HIV-PEP)

https://www.onmeda.de/krankheiten/aids-hiv/pep-id 201844/
Ifi Institut für interdisziplinäre Medizin, HIV-Postexposi tionsprophylaxe (PEP)
https://www.ifi-medizin.de/de/hiv-postexpositions prophylaxe-pep.html
Bundesvereinigung Deutscher Apothekerverbände, Pille danach
https://www.pille-danach.de/alles-zur-pille-danach/
SPIEGEL Panorama: Die Pille danach wird immer häufiger verkauft. Woran liegt das?
https://www.spiegel.de/panorama/pille-danach-verkauf szahlen-sind-gestiegen-seit-sie-rezeptfrei-ist-a-00000000–0003–0001–0000–000002710996
»Freiheit besteht darin, dass man alles das tun kann, was einem anderen nicht schadet.« https://www.conseil-constitutionnel.fr

Dr. med. Carola Holzner
Eine für alle
Als Notärztin zwischen Hoffnung und Wirklichkeit

Carola Holzner ist als Notärztin im Einsatz und arbeitet als Oberärztin in der Notaufnahme. Sekunden entscheiden. Ein Herzschlag entscheidet.
Carola Holzners Herz schlägt vor allem für ihre Patienten. Für sie ist sie unermüdlich im Einsatz, denn ihre Leidenschaft gilt der Akutmedizin. In ihrem Buch nimmt sie uns mit in ihre Welt zwischen Intensivstation, Schockraum und Straße. Authentisch und ehrlich erzählt sie über die Emotionen und Gedanken, die sie während einer 24-Stunden-Schicht begleiten. Und die nicht eine Halbgöttin in Weiß zeigen, sondern den Menschen dahinter.

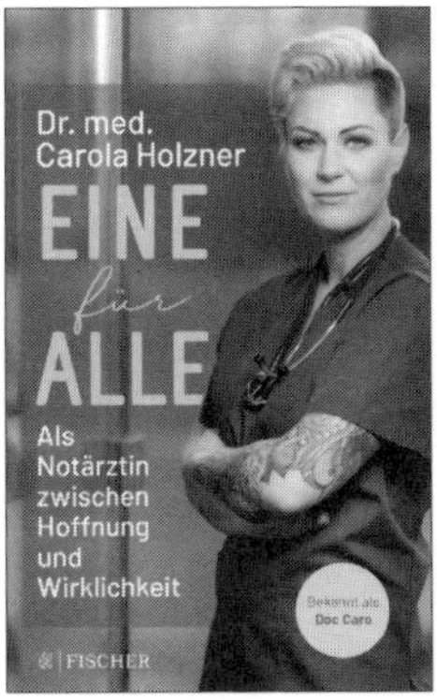

272 Seiten, Klappenbroschur

Weitere Informationen finden Sie auf
www.fischerverlage.de

AZ 596-70695/1

Doc Caro jetzt als Comic!

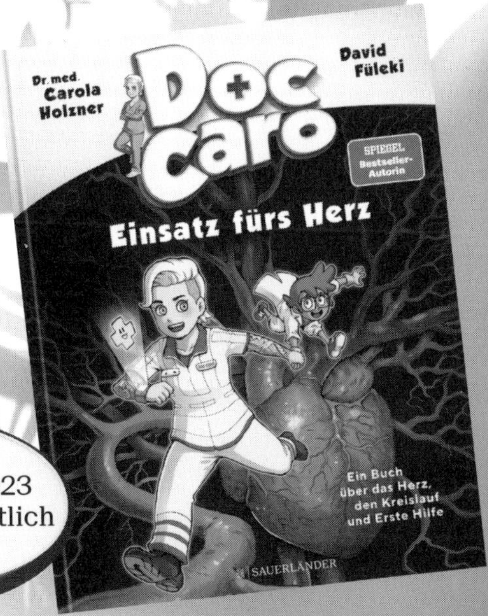

Ab April 2023 überall erhältlich

Doc Caro wird zu einem Notfall gerufen – Schmerzen im Brustkorb, Schwindel, Kurzatmigkeit. Doch Doc Caro kommt rechtzeitig und kann helfen!
Gemeinsam mit Momo und den Leser*innen begibt sie sich auf eine Reise in unseren Körper … Was passiert da genau in unseren Adern, wieso fließt das Blut im Kreis und was macht das Herz die ganze Zeit? Diese und weitere Kinderfragen beantwortet Doc Caro unterhaltsam und mit viel Humor!

Dieses spannende Sachbuch ist ein Must have nicht nur für Fans – denn Wissen kann Leben retten!

Doc Caro – Einsatz fürs Herz
Durchgehend farbig illustriert von David Füleki.
48 Seiten
16,00 € (D) / 16,50 € (A)
ISBN 978-3-7373-5990-0